医生最懂你的心
——心脏故事

程蕾蕾 著

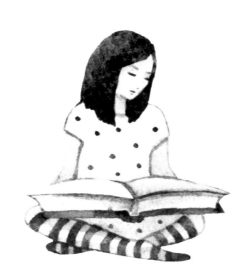

人民卫生出版社

图书在版编目（CIP）数据

医生最懂你的"心"：心脏故事 / 程蕾蕾著 .—北京：人民卫生出版社，2017

ISBN 978-7-117-24142-7

Ⅰ.①医… Ⅱ.①程… Ⅲ.①心脏血管疾病 - 防治 - 普及读物 Ⅳ.① R54-49

中国版本图书馆 CIP 数据核字（2017）第 029445 号

人卫智网	www.ipmph.com	医学教育、学术、考试、健康，购书智慧智能综合服务平台
人卫官网	www.pmph.com	人卫官方资讯发布平台

医生最懂你的"心"——心脏故事

著　　者：程蕾蕾

出版发行：人民卫生出版社（中继线 010-59780011）

地　　址：北京市朝阳区潘家园南里 19 号

邮　　编：100021

E - mail：pmph @ pmph.com

购书热线：010-59787592　010-59787584　010-65264830

印　　刷：北京盛通印刷股份有限公司

经　　销：新华书店

开　　本：710×1000　1/16　印张：14.5

字　　数：226 千字

版　　次：2017 年 3 月第 1 版　2017 年 10 月第 1 版第 2 次印刷

标准书号：ISBN 978-7-117-24142-7/R・24143

定　　价：39.00 元

打击盗版举报电话：010-59787491　E-mail：WQ @ pmph.com

（凡属印装质量问题请与本社市场营销中心联系退换）

医生要拨亮心中的人文情怀之灯

什么是好医生？这个问题没有标准答案。

但大家心里都明白，好医生除了品行端正、专业熟练、技艺精湛之外，还应该具备善良和同情心，仁心但不滥觞，冷静但不冷血。因此，有人总结，称一个好医生=神父的爱心+科学家的思维+手表匠的巧手。

因为医学强烈的专业性，病人始终处于被帮助、被关心的地位。这种帮助和关心，不仅仅是物理性的，更是心理上的。要成为一名好医生，需要深切的人文情怀。

我们复旦大学附属中山医院、上海市心血管病研究所多年来在心血管领域取得了多项可圈可点的成绩，早在1968年，就首次安置了国内第一台埋藏式人工心脏起搏器；1973年首次在国内成功开展选择性冠状动脉造影术；1958年在国内首次成功实施低温下房缺缝合术。近年来，我们再接再厉，2010年完成我国首例经皮人工主动脉瓣植入术，2013年完成国内第一例国产可吸收支架植入术；2014年开展亚洲首例全机器人心脏不停跳缝线吻合冠脉搭桥术；2015年在国内率先开展超声心动图心肌分层应变的定量研究等。

这些成就虽然辉煌，但无论诊疗手段如何精进，我们都不能忘记医学始终以人为本。应该以人为出发点和落脚点，而不是把病人当作纯粹的生物体去看待。医学之父希波克拉底曾经说，医生治病有三个法宝：语言、药物与手术刀。因此，面对病人时，医生必须是耐心的倾听者和敏锐的交谈者，除了"诚惶诚恐、如临深渊、如履薄冰"的工作态度，更要包括情感的共鸣、悉心的指点和温馨的鼓励。

基于这一观点，我的学生程蕾蕾主任医师在繁重的医教研工作之余，撰写了这本书。

这本书，不仅仅是对常见结构性心血管病变、心律失常、高血压和冠心病等的生硬说教，她在书写过程中充分撷取患者的就医经历和情感波动，结合病人的疾病状态、精神因素、家庭环境等因素，这种叙述患者与医生的故事的表达形式，温暖而饱满，如"随风潜入夜，润物细无声"。让读者在与文中人物互动的过程中，不知不觉就对心血管科普知识了然于胸。我认为，这是一本新鲜别致的医学科普书，不但给广大心血管疾病患者提供了帮助，同时对我们心血管专科医生的日常工作也具备启示意义。

　　让我们共同期待，这本书的出版能让诊治病人疾苦的过程焕发出更加光彩的人文情怀。

葛均波 教授

中国科学院院士

复旦大学附属中山医院心内科主任

上海市心血管病研究所所长

2016年12月

For Happy

画鼓声中昏又晓，时光只解催人老。

时间是这个世界最为客观和恒定的指标。蓦然回首，发现自己的医生生涯不知不觉就要迈入第二十个年头。

当医生繁忙辛苦，但就在如此紧张的节奏中，我因缘际会写了这本书。码字的过程捉襟见肘，见缝插针。就这样，花了三个多月的全部业余时间，总算完稿。

在写书的时候，我女儿经常问："老妈，你每天晚上这么忙在干啥呀？"

我说："妈妈在写一本书。"

"噢……"她眼珠子一转，"你看别人的书，比如哈利·波特吧，最前面都会写要献给某某某，那你的书，能不能献给我呀？"

我开怀大笑，"这是必需的！因为写这本书，就是为了：For Happy！"

Happy是我女儿的乳名。当初怀孕的时候，我早早想好，无论男孩女孩，乳名都叫这个。因为我觉得，人生的意义，就在于来过这个世界之后，能给自己留下快乐的回忆。

如果把地球的历史浓缩为24小时，人类社会从野蛮状态进化到高度文明的现代，整个历史在一昼夜中总共才占20秒钟的时间。至于个人的生命，连火光刹那瞬间都算不上。人的生命，从物理角度而言，不过是各种原子的组合在某个瞬间的一种表现形式。我们所感知的宇宙，也不过是时间和空间交错中微不足道的一个坐标而已。

这些年来，我经常被问及一个问题：你喜欢当医生吗？

面对这个提问，其实我无言以对。

对于我们这些"70后"的父母来说，行医是养家糊口的稳定职业。医学渊源亘古流长，几乎与整个人类文明史如影相随。不是有个说法吗：你几乎不可能找到一部情节中没有一丝医院或医生的影子的小说或电视剧。所以，医学在任何时代、任何地方都不乏用武之地。经济大环境的波动，对医生的就业形势总体影响不大。不但医院的职位需要人去应聘，而且还有不少与医学相关的工作岗位虚席而待。因此，作为一个听话的好孩子，在我的高考志愿上，从上到下依次排列着各种医学院校。

不过，我不讨厌当医生。当医生的这20年，是我人生中最饱满丰富的岁月。尽管，自打毕业之后，我就在同一家医院上班，工作环境是半封闭的，搭档的同事几乎是固定的，每天的忙碌流程也是程序化的。

在别人眼里，每天穿着白大衣上班的职业生涯是一种可望而不可即的特殊生活，但对我们来说，医生只是三百六十行其中的一种，与引车卖浆者并驾齐驱。我们也都是凭借大脑和双手辛勤耕耘的劳动者，跟其他各行各业一样，有属于自己的职业操守和自豪感。只不过，我们直接面对的是鲜活真实的生老病死、悲欢离合。

但是，医学从来就不是按部就班的科学，尽管当医生的都是理科生，但在真正的望闻问切中，却需要人文情怀。我从一名懵懂青涩的住院医生，成长为心血管专科医生，这些年的经历是丰富多彩的。在这段人生旅程上，我接触过形形色色的病人，见识过跌宕起伏的病情，看到过喜怒哀乐的故事，感叹过是非曲直的人性。

而且，随着我国近年来社会经济发展，心血管疾病谱发生了重大变化。现在医学倡导的生物-心理-社会医学模式，使得医生在看病时，并非机械地针对疾病本身，疾病所依附的人体，绝不是单纯的载体，人体与疾病之间永远互相牵制、互相影响。在面对形形色色的疾病和各种各样的病人时，有一点是肯定的，那就是我觉得自己所做的一切有意义、有价值。

医学讲究师生传承。老师们一而再强调，当医生一定要善待自己的病人，因为无论科技怎样发展，医学在某种程度上都是一门经验科学，没有病人的疼痛挣扎，我们就无从练就自己的微末技能。

因此，当我有机会能把这些年来遇到的人和事用文字表达出来，按照结构性心脏病、心脏瓣膜病、心脏占位、女性相关心血管疾病、心律失常、高血压和冠心病的条目进行构思的时候，发现第一时间想起的并非医学术语和疾病名称，反之，是那些或白净、或红润、或苍白、或憔悴、或痛楚的脸庞。病人的酸甜苦辣，才是留在医生生命中的沉淀。

感谢你们，与我擦肩而过。

我非常愿意，用文字把这些故事记录下来。

不过，秉承实事求是的科学精神，我得坦诚，我花了这么多时间和精力来写书，并非完全为了我的病人。虽然，在这本书里，我尽可能用真实的故事去阐述心血管疾病中的常见问题。我没有按照教科书的条理脉络来搜集素材，而是用心回忆在跟病人接触的时候，经常进行的答疑解惑。虽然这些问题有些过于简单，有些甚至显得可笑，但是，这本书里所解释的心血管疾病知识，我确实被反复咨询过。如果您在阅读的时候，能够解决萦绕在您心中的难题，或者对您的病情有所帮助，那我会得到莫大的满足。

但即便如此，我写这本书，在某种程度上，是为了我自己。

我从小到大非常非常喜欢码字，从文学少年成长为文学青年，直至现在的文学中年。即便当了这么多年医生，这项爱好，从未改变。

这首先得感谢我的中学语文老师。他是我迄今为止见过的最有特征和内涵的学者，虽然他只是我老家——一座长江之滨内陆小城的普通教师。在我高中文理分科的时候，他建议每次考试作文都得最高分的我选择理科，报考医学院。

我的老师说，文字能力不是简单的词汇堆砌，真正打动人心的故事都来源于生活。当一个人不把文字作为谋生的手段时，或许能一直保持对写作的喜爱和热情。

时隔将近三十年，我对老师的洞察力崇拜得五体投地。至少他对我的判断异常准确。这些年来，我在看病人、做实验、写论文的同时，依旧保持着对码字的赤子之心。

实际上，当医生枯燥而劳累。尤其是在像我们复旦大学附属中山医院这样国内一流的医教研一体的大型综合型医院，医生必须贯彻"活到老、学到老"的原则，除了每天面对的病人，教学和科研工作同样不容忽视。尤其是医学科研，占据了医生大量时间和精力，而且，往往是完成本职医疗工作之后的时间和精力。

也就是说，从事其他行当的人，一周工作5天，每天上班8小时。但如果你是一名医生，那很可能只有上班时间，没有下班时间，因为病人的病痛不会因为下班的钟声敲响戛然而止。医院也不会因为你要撰写论文，就减少你的日常临床工作量。在这样的环境下，当效率达到平台之后，唯一的办法就是延长时间。很少见医院统计加班费，那是因为加班加点实在过于司空见惯。

但就算在这样的压力下，我也没有间断过对写作的热爱。我写那些给我带来温暖瞬间的病人的点点滴滴，写各个科室的兄弟姐妹们在工作中结交的深厚情谊，写女医生们生活中的琐细感悟和情感认知。实际上，码字已经成为我最大的娱乐方式。当文字在我的指间流畅倾泻的时候，那种称心快意无法言喻，也成为我创作的最大驱动力。沉浸在写作中获得的快感，跟我的同事们从下棋、打球、唱歌中所获得的没有什么差别。

因此，我觉得当一个喜欢码字的医生也没什么不好的，反正这辈子没想过另辟蹊径。与此同时，如果我能把自己所掌握和积累的一些医学知识，用相对生动形象的文字形式告知给心血管疾病患者，从而对他们有所帮助的话，那是不是就更能应验老师三十年前所说的话，真正走入生活、打动人心？

这样的念头让我怦然心动，使得我在年过不惑、工作家务忙碌不堪的同时，愿意为此无怨无悔地付出真情。

写作占据了我几乎全部的业余时间和思考能力。但这本书能够在短短一百天内完稿，从根本上分析，是因为在复旦大学附属中山医院工作的这20年里，我积累了丰富多彩的病例故事，行文时信手拈来，毫不费力。从基本的高血压，到最为前沿的经导管心内缺损封堵术；从常见的室性早搏，到最为先进的治疗慢性严重心力衰竭的双心室起搏。在写作过程中，我衷心感谢我们上海市心血管病研究所的同事们提供的无偿帮助。作为国内心血管界的领头羊，我这些超级厉害的同事，总是让我心悦诚服。

作为一名"野生型"的业余作者，我感谢我的编辑老师在本书撰写过程中给予的指点和协助。

当然，也感谢我的家人。

其中，最为感谢的就是我的女儿——Happy。孩子的存在让这个世界成为一种合情合理，他们是万事万物向前发展的永恒动力。

但是，为了当个好妈妈，我绞尽脑汁，呕心沥血。作为一个经常加班的妈妈，我每次参加家长会的时候，都心存愧疚，自惭形秽。

上帝如果关上了门，就会在别处打开一扇窗。这句话，我经常用来安慰我的病人，因为，即便医学发展到现在，我们依然在很多时刻束手无策，无能为力。所以，我们在工作中，有时是治愈，常常是帮助，总是去安慰。无论怎样努力，我们也无法替代病人自己。但总有一种方式，医生能够或轻或重地帮助缓解病人的痛楚不安。

就在有一天，我发现这句话其实适用于任何场合，譬如说，家庭生活。

我发现，与放弃自己、送孩子去上各种辅导班相比，更好的方式，或许就是努力成为孩子的榜样。毕竟，对每个孩子这辈子影响最深刻的老师，就是他们的父母。

我在很年轻的时候，看过一则寓言。说一位满脸皱褶、步履蹒跚的老妇人，遇到了时光之神，允诺让她的时光倒流。但老妇人考虑了片刻，断然拒绝。时光之神疑惑不解。老妇人平静地告诉他，我这一生最宝贵的就是我的经历，它们已经成为我不可分割的一部分，我不想为了年轻而放弃它们。

这则寓言一直萦绕在我的脑海里，直到我年龄增长到能够读懂杜拉斯：我喜欢你年轻时的美丽，但我更爱你现在饱经沧桑的容颜。

Happy，自你诞生，在妈妈眼里，你就是这颗星球上最可爱灵动的生命，没有之一。但是，无论我怎样爱你，我也只是你生命中的过客，你终究要自己走完自己的道路。

无论你以后从事怎样的职业，过着什么方式的生活，妈妈都希望你能明白，一个女人最大的快乐，就是自由自在地去做自己喜欢的事情。

我有时候会突发奇想：我现在身处的这个位点，其实是很多年前候鸟迁徙的轨迹，是火山爆发热气腾腾烟雾缭绕的路线，是无数场滂沱大雨经历的途径，不计其数的圣诞夜里，纷纷扬扬的雪花经由这里飘落。

时间才是宇宙中最强悍的力量，所有的一切，它都会带走。唯一无法湮灭的，是我们曾经来到过这个世界，哭过，笑过，真真切切地爱过。

因此，去做自己真正喜欢的事情，不要计较代价，不要犹豫徘徊。就像妈妈写这本书，如果它能对别人产生帮助，那是我的额外收获。而对于自己，能够写出徜徉在心扉的文字，已经足够。真爱从来不计较代价。

所以，亲爱的Happy，妈妈特意选择在你12周岁的最后一天，来写这篇序。在我们民族的文化中，"12"具有特别的意义，是生肖轮回以及天干地支纪年法的单位。这是一个值得纪念的日子，非常适合总结过去，展望未来。

虽说天道酬勤，但我无法奢望一定能够成为你生命中熠熠生辉的榜样。我只是希望能用自己的言行举止，帮助你，我的宝贝，认识一个普通人可以尝试哪些努力。

是为序。

程蕾蕾

2016年12月31日

目录

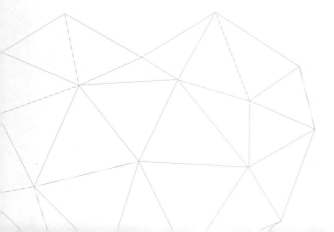

CHAPTER 5

心脏自带发电机

CHAPTER 6

就是想停降压药

CHAPTER 7

时间就是大片心肌

CHAPTER 1

心脏里的洞洞窍门多

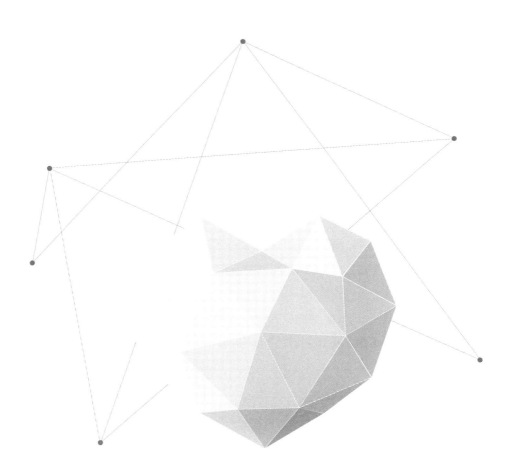

1.1
偶然发现的先天性心脏病

二十年前我大学毕业，正式当上医生，学习热情超级高涨。逢人便掏出听诊器，稍微熟悉一点儿的，拐弯抹角都想把对方给忽悠到床上去。我们做心脏超声，再丰富的理论知识也得结合手法实践。所有医学上操作性的技巧，都跟我们医学院路农贸市场对面修皮鞋、修伞的爷叔一样，无他，需手熟耳。

春天是我的高中同学，一个周末，她跑来医院，被我抓个正着："你，赶紧脱外套、脱鞋子、撩衣服、解胸罩，让我看看你的心脏！"

春天乖乖地宽衣解带。检查者和被检查者都乐不可支，喜笑颜开。

可是，超声探头刚刚接触到胸壁，我就不作声了：屏幕上春天的心脏，居然右心室明显增大！

我再也无法嘻嘻哈哈，给春天进行了常规检查。结果竟然是先天性心脏病，房间隔巨大缺损，同时还合并三尖瓣下移畸形。放下探头，我对自己只有三个月的工作经验实在不自信，跑去宿舍楼把师哥David给拽了过来。经David复诊，我的诊断准确无误。可是，师哥的肯定和表扬反而让我的心情更加低落。我多么希望我是错的。

人的心脏是一个空腔器官，包括左心房、左心室和右心房、右心室。虽然是四个房间，但却不是"两室两厅"，而是两套平行排列的"一室一厅"，鸡犬相闻，各立门户，左右两侧的血流必须独立出入，丝毫不可以混淆。如果左右心室之间存在缺损，就是室间隔缺损；左右心房之间存在缺损，就是房间隔缺损。若有缺损，就好比在本该私密的自家卧室跟隔壁老王家共用的墙上破了个口子，迟早得出乱子。

春天除了在左右心房之间存在一个直径超过3厘米的缺损之外，位于右心房和右心室之间的三尖瓣也显著下移，伴有大量反流。

心脏瓣膜是位于心脏各个腔室以及大动脉之间的阀门，保证血液只能单向流动。如果打不开或关不上，就是瓣膜狭窄或者关闭不全病变。左边一套"一室一厅"，"客厅"与"卧室"之间的"房门"有两扇，称之为"二尖瓣"；右边一套"一室一厅"，"客厅"与"卧室"之间的"房门"有三扇，称之为"三尖瓣"。无论二尖瓣还是三尖瓣，都得是平整的，得位于同一个水平面上，跟住宅房门一样，否则门就关不严实。

春天的三尖瓣"门框"歪歪斜斜，有两扇瓣叶明显往心尖方向偏移，所以在她的三尖瓣关拢的时候，瓣口能看到好大一条缝隙，血液倒流得很厉害。

我看着春天，内心百感交集。

春天才23岁，她得的这种心脏病唯一的治疗方法就是手术。得把位于胸口正中的胸骨劈开，将心脏里的血液全部引流出来，然后把房间隔缺损补好，同时还要做三尖瓣成形术。

虽然我院心外科实力超群，但心血管手术，谁也不能保证百分百成功。而且，补房间隔缺损容易，三尖瓣成形难。

所谓三尖瓣成形术，就是在三尖瓣的正常"门框"位置，缝上一条人工环，把原本不在同一水平面上的三扇门给拉到接近生理状态的同一个平面上，同时也缩小门框口径，这样就能够有效减少瓣膜反流程度。但是，本来就纤薄如牛皮纸的瓣膜经过这样的生拉硬拽和缝合，然后还得继续日日夜夜启启闭闭，再高明的手术技巧也无法保证疗效。

如果术中实时监护发现三尖瓣怎么修都不行，那就得换一个人工瓣膜。人工瓣膜分为两种：一种是机械瓣，含金属成分，经久耐用，但一经植入，就要终生服用抗凝药物，一天都不能停；还有一种是生物瓣，植入这种瓣膜倒是不用天天吃药，但使用时间有限，一般在15年左右就可能毁损，到时候还需要另外想办法置换新的人工瓣膜。

当然，考虑到春天是年轻未婚未育女性，首选的是加入人工环修复三尖瓣。这样不但不用每天服药，而且疗效时间长远。

大伙儿买东西都喜欢原装，在医生的眼里也是一样，自然赋予你的天然结构远远胜过型号最为优良的人工替代品，所以，能修一定修；就算情况比较糟，看上去不太像能修好的样子，考虑到年轻女性还要结婚生子，长期服用抗凝药物会对生活质量以及妊娠产生影响，还是会绞尽脑汁尽量修；如果实在修不好了，那也不能让心脏右边门户敞开，这时才会考虑置换心脏瓣膜。

我把这个情况避重就轻地跟春天说明了一番，一边说一边偷瞄她的反应。

对于大多数人，乍一听到心脏要开刀，十有八九要承受不住，更何况春天。

1.2
第一道疤

春天跟我们不太一样。

高中时，我们就读的是安徽省内闻名遐迩的重点中学。春天是从县里考上来的学生。对于我们这所高中，每个县也就是中考总分前十名能进入吧。县里考来的同学明显比我们这些市区同学能干，他们住宿舍、吃食堂，生活完全自理。

高二文理分科，春天选择了文科。高考那一年，春天的父亲因病辞世。她妈妈在镇上开了一家服装店，维系他们兄妹三人的学业和生活。

二十多年前的安徽省高考录取率，大家都懂的，而且高考前夕家里发生了那么大的变故。在意料之中的，春天落榜了。中学毕业后，她去了秦皇岛的一家煤炭专科学校文秘专业学习。

念了两年书后，春天毕业了，被计划分配到淮南煤矿。春天说，她拿着报到通知书去淮南晃了半天，然后一个人给自己做了这辈子最大的决定。她连户口迁移手续都没办，当天就爬上了驶向上海的绿皮火车。

没有地方住，她挤我的宿舍。晚上两个人一起爬上颤颤巍巍的钢丝单人床，躺下就不能动，否则钢丝床晃动发出咯吱咯吱声，会把我的下铺吓得夜不成寐。

白天我们上课去了，她就在寝室里翻看搜罗来的过期报纸，把中缝里的招聘广告全部剪下来，一条一条打投币电话去问。

一个星期后，春天找到了工作，卖黛安芬内衣。

等到我大学毕业的时候，春天已经当上了那家专卖店的主管，跟朋友在漕河泾合租了房子。非但如此，她还找到了情投意合的男朋友——也是我们中学同学的李峰。

李峰的父母都是上海人，几年前举家搬回上海。他本科毕业后在徐家汇的一家事业单位当公务员。在寸土寸金的"魔都"，李峰家里有宽裕的住房。春天和他的婚礼已经近在眼前。可是，就在这当口，在如此偶然的情况下，我发现春天患有这么严重的先天性心脏病。

春天一家人，哥哥玉树临风，姐姐婀娜窈窕，但她身高只有一米五。以前大家也都觉得奇怪，她自己解释说是七岁八岁狗都讨厌的年纪，胡乱顽皮上房揭瓦的时候不小心跌落摔伤的缘故——其实这是先天性心脏病导致的发育受限。

春天长得灵动活泼，两只大眼睛总是咕噜噜地转着，两颊经常红扑扑的，大家都觉得她气色好——其实这是先天性心血管畸形造成的肺动脉高压的表现。

回过头去看，这些都是线索。

看着眼前沉吟的春天，我的心里不由七上八下。

说起来，我跟李峰同学的时间更长。上学时，我们的家离学校都比较远，放学后扎堆等车，男生不跟女生讲话，女生也不跟男生讲话。但当车辆到站的时候，如果我还在看书或者发呆，他就会使劲晃荡他的饭盒当作提醒。

如果春天的三尖瓣下移畸形矫正手术结果不尽如人意怎么办？虽然现在心外科的同事们对瓣膜成形手术驾轻就熟，但在20年前，这可是一个难题，有些病人术后可以痊愈，但大多数都会残留三尖瓣反流，如果反流程度较为明显，右心房和右心室就会慢慢增大，有些甚至会最终进展为右心衰竭。所以，三尖瓣成形疗效欠佳的病人，以后还需要二次开胸手术。

如果牵手春天，李峰以后可能要承担整个家庭的重任：妻子生育时的风险是正常孕妇的上百倍；若手术不尽完美，随着年纪增长也许会丧失正常的生活和工作能力；春天的户口和医保关系都不在上海，她在这里看病无法报销。精神、经济、生活上的三重负担是三座沉重的大山。所有这一切，李峰能否坦然面对？当然只要他说一句绝情的话，这些都可以烟消云散。

可是，如果李峰这样选择，春天怎么办呢？带着一颗残破的心，她在这无依无靠的城市该何去何从？先不谈远的，光是住院期间的看护和手术之后的照顾，就是一桩麻烦事。

我看着春天，春天看着我。

沉默了一会儿，春天开口了。

"一定要开吗？"她问。

"嗯。"我说。

"开了就能补好吗？"春天继续问。

"成功的比例很高。"我只能这么回答。

然后，春天镇定地说，她会把这一切都原原本本告诉李峰的，让他抉择。

我企图安慰她。

她笑了，说："我可能会拖累他。但你不是说这个病能治好的吗？我觉得自己不会成为他的包袱。因为，以后他在其他方面需要我的时候，我对他是有用的。"

李峰和春天很快扯了结婚证。

婚礼之前，春天在我们医院进行了房间隔缺损修补和三尖瓣成形手术。如同我事先担心的那样，虽然手术总体成功，房间隔缺损修补得完美无缺，但术后三尖瓣依然有轻中度反流。

春天住院期间，李峰每天都待在病房，他的父母从杨浦辗转换车，单程起码一个半小时，轮番送来煲好的鸽子汤、甲鱼汤和黑鱼汤，每一次都用保温桶小心翼翼地装着。

春天和李峰的婚礼热闹喧哗。她选择的礼服跟其他新娘不一样，是蕾丝竖领款式。因为，她的胸口有一道长达15厘米的醒目瘢痕。

李峰义无反顾地选择跟春天共同面对命运中的变故。婚礼前夕，李峰专门跑过来跟我面谈过一次。

我非常感慨，穷极词汇称赞他小子有情有义。他处之泰然："其实想清楚了，也没什么大惊小怪的，不能为这件事放弃自己喜欢的人。换个角度想，如果是结婚以后才发现老婆有病，难道还能离婚啊？！"

"对对，的确是这个理！"我连连附和。

"再说了，人人都会生病，我不也有病。"李峰说。

"你……有啥病？"我狐疑地盯着他。

"我色弱呀！我从小就想当医生，结果高考体检时发现色弱，硬不让我报考医学院！"

"嗯，"我皱了皱眉头说，"可是，你爸妈会不会有想法呢？"

"我爸妈？我爸妈开明得很，他们年轻的时候原本在上海洋房住得好好的，大学毕业分配到芜湖，一辈子辛辛苦苦从头来过，不也过来了。他们说，夫妻最要紧的是心意相合，才能在一辈子的风风雨雨里共闯难关，毕竟谁也无法预料以后会发生什么。一生中比生病难挨的关口多着呢。有病就看病，该开刀就开刀，该吃药就吃药！"

不过，李峰临走时还是不放心地问了我一个问题：春天心脏要开这么大个刀，那究竟能不能生孩子啊？还有，如果生孩子，先天性心脏病会不会遗传呢？

1.3
第二道疤

人体心血管系统分为心房、心室和大血管。但在胚胎发育过程中，这些结构并非来自同一源头，而是由不同原始组织经过衍生、折叠、凹陷、吸收、压缩、扭转以及吻合发育而来的。

整个过程复杂精密，医学生在学习过程中往往损伤脑细胞无数，随便挑一段："胚胎19天左右在胸壁中胚层的U型生心区域生成一对心内膜管，后者在胚胎21天的对褶过程中被带入胸腔，并在中线处通过程序性细胞死亡过程融合成单一的原始心管、心肌、心胶冻和心包膜。"是不是让人眼花缭乱、目不暇接？

在这个变戏法一样的发育过程中，任何一个环节出了差错，都会造成先天性心血管畸形。别以为先天性心脏病很罕见，其实，每出生一百个活婴，差不多就有一个小心脏没长周全。

有些复杂的严重畸形是染色体异常或者基因突变造成的，但大多数简单的心内缺损或畸形，往往是由于母亲怀孕早期病毒感染、子宫内缺氧、服用了药物或饮酒等造成的，这些先天性心脏病不会遗传。

先天性心血管畸形的手术治疗强调尽早治疗的原则，心脏结构越早恢复正常，就越不会对体格发育产生影响。即便是像春天这样，成年之后再接受治疗，只要手术成功，也可以生孩子。甚至有些先天性心脏病患者，未经过正规诊治，只要心肺参数没有明显恶化，也照样可以生孩子。当然，这些孕妇在生产的过程中的风险，要比正常孕妇大很多。

春天手术之后还残留轻中度三尖瓣反流，但这绝对不是生孩子的禁忌证。不过，虽然她非常希望能够自然分娩，但鉴于她的心脏功能和肺动脉压力情况，还是剖腹产更为稳妥。

爆竹声中一岁除，又是新年。

元旦那天，我早早躺在床上进入黑甜梦乡。一阵响亮的电话铃声硬生生把我吵醒。

是李峰。

他在电话那端高兴得语无伦次："蕾蕾，蕾蕾！春天生了！剖腹产，生了一个七斤八两的大胖小子！"

"噢！"我高兴地一边揉着眼睛一边祝贺，"恭喜恭喜！"

　　"是啊是啊，还以为要过两天才生呢，结果傍晚肚子开始痛起来，手术特别顺利，我刚看过孩子，第一个想着要给你打电话！"

　　"必须的呀！"我说，"这么大件喜事！"

　　"对对！蕾蕾，我跟你说，我们的儿子吧，名字老早起好了，叫李渊！"

　　晕！这个名字有没有过于特别？

　　"姓李么，没得选的。你知道为啥叫'渊'吗？因为这小子属蛇呀，属蛇怎么能没有水呢？有水还不行，还得有米（在上海话里，米就是钱的意思，俚语一粒米就是一万块），可是米泡在水里总不是个办法，所以得用一撇一竖把米给保护起来……"

　　李峰语速极快地介绍个不停，我则睡意去无踪，谈兴愈发浓。

　　就这样，短短两年不到的时间里，瘢痕体质的春天，不但胸口留了一道疤，肚子上又增添了一道新的瘢痕。

　　别人的阅历烙印在心底，她的经历则明晃晃地刻在身上。

　　李渊同学自小胃口暴大，从能睁开眼睛就爱玩老爸的电脑，还时不时在键盘上撒泡尿。百日宴一过，他就被始终心里打鼓的老爸老妈抓到我们医院，摁在床上请程阿姨做了检查，一点问题都没有。现在李渊的身高早已超越老爸。一次同学聚会中，我在那一群扎堆嬉笑打闹的孩子中，准确地喊出那个两个大眼睛跟春天一样咕噜咕噜乱转的小帅哥的名字。他非常惊诧地看着我。

　　李渊，阿姨能记住你的名字，不仅仅是因为你与开创了繁花似锦的盛世大唐的开国皇帝同名，也不仅仅是因为你凑巧诞生于元旦那天，更是因为你的名字凝结了父母无限深沉的期许，你是一段执着守护的人间真情的结晶啊！

1.4
我对你是有用的

开过刀的春天偶尔拉响小警报。

这回李峰陪她来的时候，一边走进诊室一边还在不停埋怨，说她没事找事，好好的人，拉了两天肚子，就随便乱吃中药，结果上吐下泻，直喊胸闷憋气，把李峰给吓坏了，"拖着她"连夜跑去附近医院看急诊，把各项检查弄了个遍，也没发现什么异常，可是春天还是觉得很不舒服，李峰今天专门请假把她带来我们医院。

我看着春天。矮矮小小的她跟在李峰身后，听他一句接一句的数落，小声争辩说中药是家里老人给买的，哪有什么吃饱了瞎折腾。他俩，还跟二十年前一样，哪里看得出她现在是一位叱咤商海的女老板呀。

春天从卖黛安芬内衣起家，先养活了自己；修补心脏、结婚生子之后，她辞去主管之职，跳槽到一家公司，负责把昆山制造的游艇销售到欧美。当时我们都为她捏了一把汗，游艇这玩意儿，可不像胸罩，每个女人都需要，这种商品能卖出去多少啊？而且，春天就上了两年大专，跟老外去抢订单，她能行吗？

我记得春天当时不听劝，反而跟我说，你不是讲我做完手术，就基本跟正常人一样了吗？一个人，无论能力大小，爱拼才会赢。

英语不行，她坚持去参加商业聚会，一个单词一个单词跟老外面对面磨口语；财务不行，她去夜校补课，一本书又一本书啃下来；为了订单，她不知天高地厚地包里藏一只电子词典独自出国去洽谈。就这样，日积月累的努力，她从美国和欧洲争取到一笔又一笔订单。

就当春天卖游艇卖得热火朝天的时候，李峰告诉我，她又跳槽了。她觉得业务做得再好也就是个高级打工仔，她要自己创业！

我们这回谁也没说劝解的话，因为知道她下了决心要做的事情，谁也拦不住。

现在，春天代理着一个著名德国品牌不锈钢制品，在闸北不夜城盘下一层商务楼。这个一米五的小个子指挥这个安排那个，一群职员跟在身后前呼后拥。什么是性格决定命运，春天是最好的诠释。

春天改变的不仅仅是她自己的人生。

当年春天手术前跟我讲过私房话。她喜欢李峰，既然爱，就不能因为自己从娘胎里带来的疾病轻易放弃。虽然她在身体上需要格外呵护，但她觉得自己可以用性格和能力上的优势对爱人进行弥补。每个人来到这个世界上，手里捏着的都是一张单程车票，没有回头路，哪怕希望再渺茫，也只能奋力争取永不妥协，向前，向前，不断向前！

李峰是一个好男孩，但欠缺春天所拥有的果敢和精明。李峰给了春天脆弱的心脏精神和生活上的双重安慰，而春天给李峰注入了拼搏的强心剂。

李峰在她的鼓励下，跳出了原来那个虽然稳定但缺乏生机、凡事论资排辈、收入欠佳的事业单位，首先投身轰轰烈烈的互联网业，掘得第一桶金，现在在一家自己喜欢的电脑公司做经理。李峰也多次亲口跟我说，春天就是拼命做的性格，他在她的影响下改变很多，他最被她吸引的就是这点。

所以说，男与女，夫与妻，哪有单纯的"施"与"受"！唯有互相体谅、彼此帮助、共同成长，才能惺惺相惜走到一起，组建的家庭大树才能枝繁叶茂，扎根开花。很多时候，我们惊叹看上去柔弱的人能得到命运的眷顾，其实那只是我们没有看到他们潜在的强硬之处；很多时候，我们渴望得到别人的帮助，但往往忘记首先要赋予自己一定的价值和用途。

我迅速给春天开了检查单。她的病史我了然于胸，怕就怕她发展为心力衰竭。

修补后的心脏，残留的问题会随着时间推移逐渐发展，滴水穿石，慢慢对心功能产生损伤。

所以，心血管手术之后，即使没有任何症状，也应该定期复查，至少每隔一两年复查一次心脏超声予以监测。

春天的心脏超声和血清心力衰竭指标没有明显异常。我分析，可能是前几天拉肚子引起水和电解质紊乱，现在经过调理和补液已经恢复到正常范围，再休养几天应该可以缓解。

被我灌下定心丸，两人神色立即多云转晴。春天又开始老生常谈，蕾蕾啊，我要是晚发现十年，不就不用开刀了，你们现在修补房间隔缺损都是微创的呢，胸口也不会这么大个疤。

我立即反驳她："先天性心血管畸形早治疗早获益，你这么大个房缺还三尖瓣下移畸形，一旦发现就应当尽快处理，要是等到现在，肺动脉压力高了，你心衰了脚肿气短，天天躺着都受罪，还卖游艇卖不锈钢呢，把自己免费都卖不掉！"

"哎哟，我就是随便说说的嘛。还好你学医，否则我这一辈子还不知道会是怎样的呢。还有，我现在三尖瓣反流是不是又加重了？"

的确，春天现在的三尖瓣反流有所加重，已经从轻中度变为中度。随着病情发展，她以后还得处理三尖瓣反流。

医学科技飞速发展，二十年前春天开刀的时候，我们对于心内缺损除了开胸手术别无他法，而现在，房间隔缺损绝大多数都采取微创封堵的治疗方式；就现在的发展趋势，等到春天的三尖瓣彻底关不上时，我们一定能发展出来微创解决三尖瓣病变的方法。就算到时候新技术尚未成熟，春天也可以选择再次开胸置换人工三尖瓣。

"不行，那可不行！我开刀开怕了，你们好好努力，尽快把微创的方法给研制出来！"春天说，"可是，在等待新技术的过程中，万一我的三尖瓣哪天突然彻底完了怎么办？"

"不会啊，你不是还有我吗？"我说。

"可是，一有风吹草动就来麻烦你，过意不去啊！"春天假惺惺地客气。

"过意不去就请客吃饭啊，我可把话说在前头，Happy现在长身体，可能吃了，你要作好充分思想准备！"

"就这么点条件？小case！"

我瞥了她一眼："那咱每个周末撮一顿？"

1.5
不是所有的洞洞都得补

一波未平，一波又起。

吃晚饭时接到李峰的电话，说既然春天安然无恙，一家人打算过年去欧洲旅游。但老爸年逾古稀，怕不能耐受长途飞行，让我安排个合适的时间给老人复查一下。

因为春天的故事，我一直对李峰的父母满怀尊敬。春天住院开刀的时候，李峰爸爸也一趟一趟跑医院。有一次，我真心真意地说："李叔叔，春天要不是碰到你们这么明理的人家，还真不知道会怎样。"

李峰爸爸的态度也是处之泰然，说："生病又不是自己能选择的，再说，我也有房缺的。"

我当即下巴都快掉下来了："怎么可能呢？"

"真的，自己一直都不知道，直到调回上海，有次体检偶然做了心脏超声，说我有个小房缺。我反正也没什么不舒服的，根本没当一回事，都从来没有跟家里人提起过。如果不是春天手术，连我都忘了。"

我三下五除二给李锋爸爸做了检查。他确实有个3毫米的细小房间隔缺损。给他确诊之后，李峰又来找老同学面谈了。

"你不是跟春天说心脏里有洞就得补，那忙过这一阵，把我老爸也顺手补了，行不行？"

"那就没必要了。"我说。

"为什么呢？因为洞比较小吗？"李峰问。

"对的！"我说，"先天性心血管缺损是不是需要治疗，不但要看洞洞的大小，而且要结合缺损对人体的影响。就是这个缺损是不是妨碍正常血液循环，有没有引起心脏增大以及肺动脉压力增高，如果这些都没有明显改变，那就与这个小洞和睦相处吧，注意随访就行了。"

"可是，我老爸有时候会觉得胸闷，这会不会是小房缺的缘故呢？"李峰若有所思地问。

"不会啦，你爸爸虽然房间隔有个3毫米的小缝隙，但分流的血流量非常有限，基本上对血液循环没什么大碍。其实，有这点小缺损的人很多的，其中大多数都没能发现，稀里糊涂也就快快乐乐地过了一辈子！"我开导他说。

根据估计，我国现有成人先天性心脏病患者超过300万人。我们的邻邦蒙古国的总人口也就300万。最常见的是室间隔缺损、房间隔缺损、动脉导管未闭。其中，前两种缺损占到成人先心病的一半以上。

如果是长大之后发现先天性心血管缺损，不必慌张。首先恭喜您，心脏有缺损，还能长大成人，大部分情况下，病变都不是最危重的类型，而且是可以治疗的。

经过医生全面评估之后，需要纠治的病人应尽早治疗，修补得越早，已经发生变化的心脏腔室内径和肺动脉压力越容易降至正常。

我们碰到过很多六十岁以后的老年先心病患者，跟他们阐述病情并告知需要手术，他们往往匪夷所思啼笑皆非，说一辈子都快过完了，居然心脏里面有个洞。有些老妈妈说孩子生了三四个，都没发生过什么意外，还补啥补；还有些老先生说，大不了比别人少活个几年，随它去好了。

不过，如果缺损较大，尽管能操劳能生孩子，那是因为人体的耐受和代偿能力，并不意味着可以听之任之。随着年龄增长，代偿能力下降，病情就会露出庐山真面目。到时候，不是活长点活短点的事，而是会出现各种难受的症状，譬如夜间无法平卧睡觉啊，下肢水肿啊，呼吸困难啊。寿命多长是一回事，活得是不是开心、是不是舒坦是另一回事。所以，对于这种情况，还是动员能手术尽量早些手术。

但是，如果是非常细微的缺损，像李峰爸爸这样的，对心脏形态和心内血流造成的影响几乎忽略不计，就可以听之任之，与其和平共处。

听完这些，李峰总算放心了，可是他又抛出一个问题："那像我老爸这样，有什么补品可以吃了调理调理吗？"

"没有没有！千万别花那个冤枉钱，这是结构异常，就算天天吃人参也不会愈合的！"

"那平时需要注意些什么呢？"

"尽量避免过度疲劳，还有，避免感冒发热。因为苍蝇不叮无缝的蛋，发热时血液循环里难免有病菌，心血管先天性缺损的病人跟正常人相比，发生感染性心内膜炎的概率呈指数级增加。还有，在口腔科操作、外科手术、皮肤感染等情况下，要记得特别关照医生你有先天性心脏病，着重加强控制，就没什么大问题啦！"

1.6
心脏里的洞洞，居然自己能长好？

概而言之，心脏里的洞，大的补、小的留。不过，有些特别的缺损，可以边走边看。

我有一个老病人，是个山东小男孩。他的心脏里有个室间隔缺损。

室间隔缺损是最为常见的先天性心脏病。这个小男孩出生时听诊发现心脏杂音，在老家检查发现了室缺，一家人都为此忐忑不安。

他第一次来我的诊室做心脏超声检查的时候还是个三岁的小毛头，在家里天不怕地不怕的皮大王看到白大衣还是怵得一句话也不敢说，我反复诱惑他，说可以躺在床上在电视上看自己的心脏，才完成了检查。不过一旦爬了起来，立马开始捣蛋，我扭个头的功夫，他就揪过我的超声探头直接往嘴里塞。

孩子爸爸跟他基本上是一个模子刻出来的，仿佛两个大小不同的俄罗斯套娃，都是圆圆的脑袋，板寸头，细长的眼睛一高兴就笑成弯弯的月牙。抱起检查床上的孩子，爸爸的目光中充满了恳求，我跟他解释说，这个孩子的室缺很小，而且长在室间隔膜部，不用着急马上手术，不妨等等看。

"真的吗？可是我们老家的医院都说得做手术，我们就是想来你们这里开刀的啊！"爸爸说。

我解释说，有一部分简单的先天性心脏结构异常是可以自愈的，要有足够的耐心去等待天然自愈的可能，如果到上小学前，也就是六、七周岁的时候还没有长好，再做手术也不迟，因为这是一个很小的洞，分流的血液暂时不会对他的生长发育产生明显影响。

听了我的一番讲解，他们又是侥幸又是担忧地走了。

之后连续3年，这个小男孩每年都来医院报到，每次都带着无比期盼而来，然后又垂头丧气地带着一张诊断为先天性心脏病的心脏超声报告回去。

去年这孩子幼儿园中班，那次检查时，孩子爸爸说："程医生，看样子明年再来上海，就要手术了。"

我安慰他说，虽然还是有缺损，但是周围毗邻结构倒是有自己愈合的迹象呢，只是孩子都已经这么大了，谁也没有把握是不是能够自己长好。不过就算长不好也不要紧，我们现在微创经心导管封堵术已经非常成熟，明年要是还不行的话，就做个微创手术把这个小洞给堵上。

"微创手术？不用把胸口打开？"孩子的爸爸和妈妈一起发问。

"是的，不用把胸口打开，只要从大腿根部戳一个很小的洞，就能进到心脏里把缺损给堵上。"我告诉他们，"整个住院过程就三四天，补好了，孩子就能蹦蹦跳跳地自己回家！"

所谓心内缺损封堵术，就是从外周血管将一根直径3~5毫米的纤细导管穿行到心脏里面去，这个导管是空心的，头端装了一个封堵器。封堵器是由记忆合金制作而成，到达缺损的部位，跨过缺损，释放出一半，这一半一经释放，立即膨胀成一个扁扁的小碟子，医生让这个小碟子紧贴缺损并且盖住缺损的一面；然后在缺损的另一边再把封堵器的另一半释放出来，又变成一个扁扁的小碟子，这个小碟子紧贴缺损的另一面，这样就能分分钟把缺损给堵上。不过，这种封堵术是靠两边小碟子把缺损给夹住的，所以缺损一定得四周有边缘，如果一点残端都没有，或者缺损太大，还是得开胸修补。

看着他们将信将疑的神情，我又开玩笑说，以后只要娶个媳妇不是医生，估计瞒他老婆一辈子都不会被揭穿的！

听了这句话，他们总算放宽心情露出笑颜，约定了隔年再见。

这次，这个小男孩又来了。

他今年入秋就要上小学了，也变得懂事礼貌，乖乖地躺上了检查床。

孩子爸爸说："程医生，我们这次全家都来了，连爷爷奶奶都跟来了，我们打算做好检查就请你们安排手术。"

可是……慢着！

我从不同切面仔细扫查，二维图像和彩色血流逐一查看，这是真的耶——他的小室缺终于长好了！看看屏幕上这颗活力焕发的小心脏，左是左，右是右，虽然室间隔膜部有些松弛累赘，但是延续完整。好小子，居然在出生之后，花了7年时间孜孜不倦地长出了一个小小的室间隔膜部瘤，把这个缺损给愈合了！

孩子妈妈喜极而泣，在门口等候的爷爷奶奶无视我复旦大学附属中山医院的就诊规章制度，争先恐后冲进诊室大声喧哗。

大喜过望的爸爸抱起儿子使劲往上抛，振臂欢呼："咱们也别回家了！马上打车去外滩！咱们把这次带来做手术的钱都给花了！一分钱也别剩！来上海这么多次，每次都看病，一趟都没玩过！"

这是我的行医生涯中最充满戏剧性的一幕了。我们所有在场的医生也为他们感到高兴——唯一的遗憾就是，以后不太可能见到这个笑起来眼睛就眯成一条缝的充满喜感的小男孩了！

等这欢乐的一家刚走出诊室，跟着我学习的进修医生、也来自山东的段医生开玩笑说："程老师，我这老乡也太不够意思了，他们应该请你吃饭！"

吃饭么，就免了。其实，他们已经以最珍贵的方式对我表示了感谢——那就是病人对医生的信任。他们在老家发现先天性心脏病的时候，是被告知尽快去大城市大医院开刀。来到上海之后，他们虽然对我的话疑信参半，但最终还是选择听从我的意见。

从第一次找我看病到这回，一家人风雨无阻，每年来上海报到一趟，连续3年都大失所望，但他们依然遵照医生的话语在坚持。自己的骨肉，心脏里破了一个窟窿，就这么天天看着，只能在内心期盼它能够自己长好，这是一个多么煎熬的过程！而这个过程，整整持续了4年之久！唯一的信念，就是那个远在上海的医生说过，不能放弃让孩子自愈的希望！

而对于我，书籍上写着，有一些先天性心脏缺损能够自己长好，除了小于5毫米的膜部室缺以外，还有位于房间隔中部的小房缺以及动脉导管未闭。因为，实际上，所有人在娘胎里的室间隔膜部都是不完整的。室间隔看上去是左右心室之间起到分隔作用的一堵墙，但这堵墙在胚胎发育时是由三部分结构不断互相趋向并融合而成。这一类心内缺损的出生后闭合，其本质是一份拖堂作业，把原本应该在子宫内完成的发育过程给滞后了。但这些，都是纸上谈兵。这个山东小男孩，是我在实际工作中第一例完成整个随访病程的、室缺自愈的病人。每一个步骤、每一帧图像都鲜活地跃出书本，跳动在我的脑海里。

开胸手术能不能修补好缺损？能！封堵术能不能把洞洞给堵上？能！可是，再好的治疗方式，也比不上自己愈合。天然自愈的先天性心脏缺损，孩子胸口没有疤，心脏里没有植入物，从生理上到心理上都完美无缺。

这个山东小男孩，馈赠给我的不仅仅是经验积累，更是对自己的自信。从这个孩子以后，再遇到类似的小病人，我能够更加从容地告诉他们的家长，别急，别急，再耐心一些，给这朵小花更长一些的绽放时间。

对于他们，医生能够想到的最浪漫的事，就是和你一起看着缺损慢慢长好。

1.7

为什么5毫米的洞洞建议等，2毫米的却要立即补？

月儿弯弯照九州，几家欢乐几家愁。

18岁的高中生林晓月也是我的老病人，她已经在医院心内科病房住院，术前例行复查做完后，就要接受封堵手术。

母女俩在诊室门口亲眼看见了刚才那个山东小男孩的180度大逆转，有些憔悴的妈妈非常期待地问我："程医生，刚才那个小男孩心脏里的洞有5毫米，你让他等，过了3年多全部长好了。我女儿心脏里的洞才2毫米，为什么非得手术呢？"

我非常遗憾地说："晓月妈妈，心脏里的缺损补不补，不是完全看大小的呀。"

医生每天阅人无数，但能够被我记住姓名的人少之又少。

要让医生记住你的名字，行之有效的套路只有两种。

其一就是出人预料。譬如我有个老病人叫"薛咬龙"，"咬"字用于姓名实属罕见，不过，他是一个大房缺合并肺动脉瓣重度狭窄患者，如果不做手术，别说咬龙了，连虫也咬不动；还有位小女孩姓夏，爹妈给起了个名儿叫"夏娃"，大概这姑娘是上帝仅仅利用一根肋骨做成的，原材料比较紧张，所以是个先天性巨大窗型动脉导管未闭……也只有这些过目难忘的名字，才能让我在清晰记得他们的病变的同时，不会忘记他们的姓名。至于"泯然众人矣"的张三李四，虽然每次来复诊都对我说："程医生，我又来了，我每隔半年都盯着你复查一次！"可是我对他的脸和名字真的一点都没印象，倒是看到他的心脏时，或许能回想起来。

所以说，如何把孩子的名字起得卓尔不群、不落俗套，而又不让孩子尴尬，对于家长来说还真是门学问。我女儿Happy出生的时候，我得意扬扬地跟我老妈炫耀，你外孙女儿出生在夏天，大名就叫"刘夏"，怎么样？朗朗上口，而且姓为左右结构、名为上下结构，写出来也很整洁大方。结果，外婆喃喃自语念叨了两秒钟，态度坚决地立即否决："宝宝一上学，小朋友反过来念，就变成下流了！"

第二种套路，如果不能在姓名字面上让医生始料未及，那肯定就是他的心脏疾患疑难复杂，或者诊治过程蜿蜒曲折，或者病情扑朔迷离，给医生留下难以磨灭的印象。

林晓月属于后者。

晓月小时候一直挺健康的，爱唱歌爱跳舞，是棵文娱好苗苗。可是，初中一次文艺表演的时候，小姑娘前一秒钟还舞姿婆娑，后一秒钟忽然一个趔趄摔倒在舞台中央。她自己说，也不知怎的，跳舞的时候忽然左腿莫名其妙地不听使唤，无法控制。这可把老师和同学们给吓坏了。

爸爸妈妈更是五雷轰顶，就这么一个宝贝女儿，含在嘴里怕化了，捧在手里怕摔了，怎么能发生这样的事！必须到医院查个究竟！

血糖血脂和血压，头颅CT磁共振，神经内科、脑外科转了个遍，提示有脑梗死。虽然范围比较小，但脑梗死怎么会发生在花季少女身上，却又说不出所以然。更让人抓狂的是，就在晓月反复就医的过程中，类似的情况又发生了两次！

最后一次，他们慕名来到我们医院。神经内科医生建议，再去心脏科排查一下。

晓月的爸爸妈妈有些懵了，女儿反复脑梗，在老家做了好几次心电图和心脏超声都没问题，为啥还要再去看心脏科呢？

可是，他们是走投无路特意来到上海，所以，只好怀着勉为其难、不妨一试的心态挂了我的号。

但是，就这短短十分钟的心脏超声检查，彻底让她不明原因的脑梗死显出了原形。

导致晓月反复脑梗死的罪魁祸首，是细小的血栓，它们堵塞了晓月脑部的小血管。

18岁的姑娘是八九点钟的太阳，怎么会莫名其妙地在脑血管里冒出细小血栓呢？

因为，虽然她的心脏大小正常、搏动有力，但另有一层玄机藏在她的房间隔里。

房间隔是位于左心房和右心房之间的一堵墙。不过，大自然在砌这堵墙的时候，还真不嫌麻烦，同时砌起两堵墙，一堵上面有洞，一堵下面有洞，但两者相贴，看上去完完整整。

这两堵墙中间重合的部分会粘连闭合。但有一部分人中间重叠部分虽然紧密靠在一起，却始终没有粘连，存在一条非常狭窄的缝隙，这个细小的缝隙，就称之为卵圆孔。一般来说，卵圆孔会在出生之后1年内自己粘连闭合，所以刚生出来的小毛头如果房间隔有细小分流，可以密切观察，不予处理。但若到了3岁还没长好，就叫卵圆孔未闭。

卵圆孔未闭也没什么大不了。其实，成年人每4个人中就有一个卵圆孔终生不闭。随便找张麻将台上的人去检查，就能揪出一个房间隔有缝隙。既往很长时间，人们认为卵圆孔未闭对心脏的血流没影响，无关紧要。

但新近的研究发现，这个多余的小缝成事不足，败事有余。众所周知，血液一定要流动，否则就会凝结成血块。在极少数人群中，由于卵圆孔未闭是一个裂隙样通道，且左右心房的压力都不高，因此滞留其中的血液有可能形成细小的血块。而晓月的房间隔相对松弛、膨隆，随着心跳节律左右甩动，增加了血液通过未闭卵圆孔的分流量和血栓发生的可能性。

心脏不同于人体其他脏器，生命不息，心跳不息，心脏不停收缩舒张，一不小心，就把卵圆孔缝隙里面的细微血栓给挤压出来，进入血液循环。然后糟心的事情就来了，小血块跑到脑子里，栓塞了小血管，肢体也就不听使唤了。

此外，左心和右心必须各走各的康庄大路，千万不能勾勾搭搭。对于少部分特殊体质的人，其卵圆孔未闭在左右心房之间暗度陈仓，还有可能使得静脉系统的血栓、空气栓子等进入左心，从而进入到冠状动脉、脑动脉等人体核心关键血管，酿成祸害。

因此，对于存在上述症状的病人，虽然卵圆孔未闭的缺损很小很小，只有数毫米，但在无法找到其他病因的情况下，也不妨尝试封堵治疗。

不过，如果没有出现脑梗死及栓塞症状，存在卵圆孔未闭的人完全不用杞人忧天，也不用特意为这个无辜的小洞大动干戈，就让它跟你一生陪伴，相安无事吧。

我絮絮叨叨把这些话不厌其烦地解释了一番，然后又把诸如微创手术成功之后，嫁人只要老公不是医生，一辈子都不会被发现，以及封堵之后怀孕生孩子都跟正常人一模一样的话语像收录机一样重新循环播报。

晓月妈妈有些憔悴的脸上紧锁的眉头总算舒展开来了，说："程医生，其实第一次来找你看病的时候，你就把这些跟我们讲过了，现在再听一遍，心里更加踏实。你都不知道，这几年孩子的毛病查不出病根，我跟她爸爸都过的什么日子！"

"理解理解！不过人要往前看，别纠结在过去的事情上。"我看晓月妈妈讲着讲着眼泪都快掉下来了，赶紧安慰她说，"现在不都搞清楚了吗？明天做好手术，问题应该能够解决，好事多磨嘛！"

"嗯，我没有责怪以前的医生的意思。"晓月妈妈点点头说，"程医生，不瞒你说，第一次来你们医院，我跟她爸爸心里都犯嘀咕，这些医生这么年轻，能看出啥呢？我们以前每次都想方设法去挂老专家的号，按照道理，他们的经验更加丰富，但为什么没有诊断出晓月的病根在心脏呢？还有，我们以前做心脏超声检查的时候，医生咋都没看出晓月的心脏里有小缝呢？"

这首先是因为，医学是一门飞速发展的学科，需要活到老，学到老。不同地方的医生临床知识积累不同，水平也存在差异。很多时候，他们非不为也，乃不能也。对于这一点，我有非常深刻的体会。我自己是在大学毕业十年之后在职参加全国医学博士统招考试的。那一年，我女儿Happy三岁，我每天晚上把她哄睡着之后，才能打开台灯自学备考，越看越紧张，越学越恐慌。对的，您没有看错，我不是"复习"而是"自学"，因为，仅仅毕业了十年，《内科学》从排版到内容发生了非常巨大的变化，好多新名词和新疾病，我上大学的时候根本看都没看到过，只能一条一条去查询去理解去掌握。仿佛我不是在攻读《内科学》的再版，而是在翻看一本新的专著。

心脏房间隔上的卵圆孔，是原发隔和继发隔房间隔之间的缝隙，有一部分人终生这条小缝始终不能粘连闭合，这一点早在一百多年前就被解剖学家发现了。在这之后的漫长时间里，从来没有人想过如此细小的一条小缝居然还会兴风作浪。卵圆孔未闭的危害性，其实也就是最近十多年，才引起医学界的重视，并就此进行了深入研究。在大量临床证据的基础上，发现外科修补或介入封堵手术能够治疗一部分合并卵圆孔未闭导致的脑梗死。

这一点，如果最近十年来没有及时吸收专业知识新鲜血液，那么医生确实不会考虑到。如果没有考虑到，自然不会去仔细排查一个每时每刻都在跃动的脏器里面有没有一个仅有几毫米的小孔；退而言之，就算看到了细小的心房之间分流，也不会联想到这可能是导致病人脑梗死、肢体障碍的罪魁祸首，所造成的结果就是漏诊。因此，一部分疑难杂症还真的不是凭借实践积累或临床经验就能解决的，而是需要学习、学习再学习。

很多朋友问我，你们医院的名称干吗那么长，就叫上海中山医院岂不是简洁明了？那是因为我们是一家大学医院。

大学医院的医生除了看病之外，还要承担教学和科研工作，在这些工作过程中，时时刻刻都在主动或者被动地不断更新知识。所以，你看国内著名的心血管专科——中国医学科学院阜外医院，我们复旦大学附属中山医院，四川大学华西医院，无一例外都是大学或者科研单位的附属机构，可以说，实力雄厚的大学附属医院的中青年骨干的专业实力完全不逊色于外地一些老专家，尤其对于罕见、疑难病例和领先诊疗方法。看病求医时还真的不能纠结于比较"念经的和尚胡子谁更白"。

其次，其实有相当不少的卵圆孔未闭病例被漏诊。原因在于每个人的心脏透声条件和检查仪器的显示精度不尽相同。老百姓总以为超声啊、X线啊、CT啊、磁共振啊，不就是个透视，对病变结构都应该显示得纤毫毕现。但实际上人体的成像条件存在差异，打个比方说吧，有些人是透明玻璃，清清楚楚；有些人是毛玻璃，影影绰绰；还有些人干脆是烤漆玻璃，稀里糊涂！所以，怀疑卵圆孔未闭的病人，并非一检查常规经胸心脏超声就能发现，有些毛玻璃或烤漆玻璃，得进一步做经食管心脏超声检查。经食管超声的诊断步骤跟做胃镜差不多，因为食管紧挨在心脏后方，不受空气等干扰因素影响，能对卵圆孔未闭几乎百分百明确诊断。

再者，还有一点对于疑难杂症的诊治尤为重要，那就是到了大医院大专科之后，请务必相信医生的判断，逐步推进排查。在求医的过程中，一定要信任医生，要坚信医生为病人着想的职业操守，绝大多数医生绝不会因为一己私利而过度诊疗。试想，晓月来医院看神经内科的时候，如果因为又得检查心脏而否定医生，或者因为我头发没有花白而质疑犹豫，那么，他们的求医过程可能还在继续纠结彷徨……

1.8
什么生活都可以

谢蝶也是我的老病人，现在我俩已经发展为微信好友。

她的名字能被我牢牢记住，倒不是因为病情复杂特殊，她就是一例中规中矩的房间隔缺损。

那天，她步入诊室，随手把拎包放在旁边。那是一只那段时间超级火爆的三宅一生的魔术方块包。

她看我在瞄她的包，咧嘴一笑，露出洁白的牙齿："好看吗？我刚刚入手的，我是个包包控，只背潮包的！"

紧接着，她躺到床上撩起衣服，露出的文身再次吸引了我的注意力。在谢蝶洁白的左侧上腹部，文着两个小小的图案，一张笑脸，一张哭脸。检查心脏么，总得袒胸露乳，因为工作的关系，文身我见的多了，但年轻漂亮的女孩一般都文花卉啊、英文啊，这两张脸谱倒是少见。

我随口问，干吗文这两张脸啊。她回答道，人生喜怒无常，哭哭笑笑在所难免，文在身上告诉自己任何时候都要保持心情海阔天空。

爱笑的女孩子无论干什么都受欢迎，这样的回答让我对她的好感继续发酵。其实，即便现代医学得到了长足的发展，人类对疾病的认知和控制依然极其有限，用盲人摸象来形容也不为过。对于生病的人，除了采取适当的治疗措施之外，病人本身的心态占据了非常重要的地位。乐观坦然的性格永远都是加分项，也更方便跟医生进行交流。

我拿起探头，例行问谢蝶："你什么地方不舒服？为什么要做这个检查？"

她又是未语先笑："我没什么不舒服的，就是体检的时候总说我有心脏杂音，但每次心电图都是正常的。我今天不是特意来看病，是家里亲戚住院，我来探望，忽然想到体检的时候医生说最好做个心脏超声，我就顺便过来了。"

可是歪打正着，她的房间隔有个2厘米不到的缺损。缺损的上下左右都有边缘，正是封堵手术的适应证。

我把检查报告递给她，告诉她需要介入手术。然后，静等她发问，譬如"啊！怎么可能！我一直都很好的，怎么会心脏里面有个洞！"

或者，"天哪！心脏开刀，太吓人了！"然后赶紧给家人拨打电话。

或者，"医生，你一定看错了，我从小到大身体都倍儿棒！"

或者，"一定要手术吗？一定要手术吗？一定要手术吗？手术成功率多大？"

或者，"如果不手术，程医生，你看看我还能活几年？"

可是这些常规提问她一条都没有，直接笑眯眯地问："那我应该怎么住院呢？"

我倒是一愣："你不觉得惊讶害怕吗？"

"还好啦，"她甩甩头发，"体检的时候，我不是有杂音吗，医生说我可能有先天性心脏病，我自己网上查询过了，这个病除了手术没有其他办法。"

就这样，爽朗乐观的谢蝶在医院住院接受了手术。介入封堵手术常规术后一个月、三个月、半年和一年复查心脏超声，然后就是例行的每年检查一次。

她还真是个包包控，每隔几个月见到她，都能看到最新包包流行动态。术后一年那一次，她背的是黑色MK戴妃包。

我打趣她："是不是挣的钱都去买包包了？"

她有些无奈地说："还好啦，以前就喜欢买包包；现在买的更加多了，反正其他事都不能干，就只剩下看包包买包包这一项人生乐趣了。"

我没听明白，怎么现在什么事都不能干了呢？

"程医生，你不是说，我心脏里的洞，是左边一个盘子、右边一个盘子夹起来的吗，我虽然手术做好了，那也不能剧烈运动吧，我以前喜欢旅游，还爱打羽毛球，现在都不敢了，万一一蹦一跳把那两个盘子给弄松了掉下来，岂不完蛋！"

我听了她的话简直啼笑皆非。一个看穿苦乐无常、爱说爱笑的豁达姑娘，这一年来居然一直被这个问题所困扰！

心脏缺损介入手术采用的封堵器，是记忆金属材料制作的。封堵器在堵住缺损的同时，其高科技材料成分还会诱导人体自身细胞滋生。也就是说，虽然手术结束的时候你的房间隔变成铜墙铁壁，但人体自身内皮细胞会慢慢匍匐前进、滋生到封堵器的表面，半年之后，植入的封堵器就会被层层覆盖，你的房间隔左右两面接触血液的部分就都是天然组织啦。这也就是为什么封堵术后，只需要服用半年阿司匹林就可以停药的缘故。

植入半年之后，表面长好自体内皮细胞的封堵器与原有的房间隔融为一体，你中有我，我中有你，别说蹦跳跑步不会掉下来，我们曾碰到过因为感染性心内膜炎需要取出封堵器的病人，心外科的同事得费力用剪子才能把封堵器给绞下来呢。

经过我这么一解释，谢蝶兴奋地从床上坐了起来："真的啊！我出院的时候医生是说过日常活动没关系，但我心里总是有个结，担心剧烈运动会把封堵器给弄松了。你这么一说，我彻底放心啦，今天检查完就去订旅行社！"

过了一个月，我在微信朋友圈里看到谢蝶发布的照片：韩国济州岛海天一色，波涛温柔地拍打着沙滩；她戴着宽边草帽，白色长裙迎风飘逸，宛如一只迎风展翅的蝴蝶。配发的心情短语是：欧巴说，护照千万不能丢，丢了很麻烦，至少要滞留15天……好吧，我现在就想故意把护照扔到海里去！

我会心地笑了。

那天，跟谢蝶讲了房缺封堵之后，不但可以像常人那样生活，而且可以随便运动。她临走时忽然挪开目光，小声快速问了一句："那……生活可以吗？"

　　我一时间没听清楚，皱起眉头有些不耐烦地说："都跟你解释了这么多，你年纪轻，手术很成功，原本增大的右心房和右心室也恢复到正常范围了，生活上基本没什么需要特别注意的，怎么还不能生活呢？"

　　"噢，"她脸微微一红，"程医生，我是问能不能……生活……"

　　我盯着她，脑子灵光一现，哈哈大笑："你是指性生活吗？可以！你想怎么生活就怎么生活！绝对没问题！"

CHAPTER 2

四重门

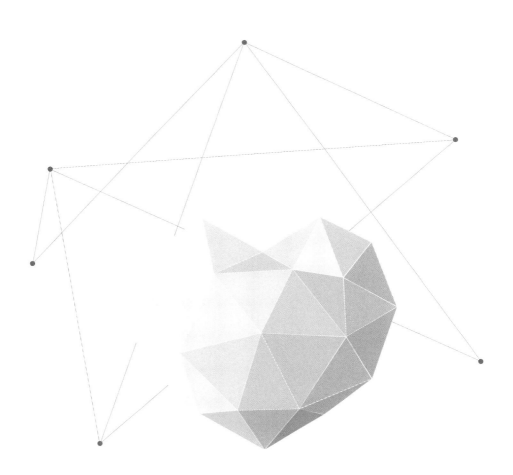

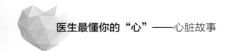

2.1
两只柚子引发的血案

如今社会，从一而终的职业几近绝迹。医生是硕果仅存的几种之一。不但一直干一个行当，很多医生甚至会一辈子待在同一家医院。这样一来，最大的坏处在于，由于几乎天天待在一个相对封闭的环境中，每天接触相同的一群人，很多医生，尤其是外科医生，每天跟护士老师待在一起的时间会明显长于跟自己太太耳鬓厮磨的时光。以至于我们院长在开大会的时候，语重心长地关照，大家排手术的时候需要考虑多方面因素，要预留陪伴家人的时间。

不过，当医生也有一项最大的好处，那就是尽管足不出户，却每天都能接触形形色色的人。我闺蜜张文对此艳羡不已，说你天天都能碰到那么有趣的事情，比我干的活儿强多了。她每次到医院来的时候都这么说，我则每次都回答道，对呀，不过谁的故事能比你更精彩？

张文跟我差不多年纪，可人家是一位货真价实的金领。她毕业于上海财经大学，三十岁出头的时候就出任基金经理。经过前一轮大牛市，她的身家用脚趾头想想都能明白。不过，我却不是因为理财认识她的。我第一次在她面前出现的时候，身份是——红娘。

我中学同学宋凌是张文的同事。他有一次问我，哎，你们医院有没有大龄未婚男医生，给我同事介绍一下？我这个女同事操的盘子比我大，啥都不缺，就缺老公！

我在心里点了一遍卯，怎么着也没想出哪位男同事大于33岁且尚未婚娶，遂婉言拒绝。

谁知道宋凌强买强卖，说上次聚餐你还吹嘘你全方位筹谋给你师哥找了老婆，怎么我求你帮忙，就没人了？你现在手里没人，不代表以后没人啊。不行，这个周六晚上你得来陆家嘴吃饭，先熟悉一下女主角！

没办法，我只好去赴了一场霸王宴。

女主角张文比宋凌强太多了，待人处事温文尔雅。大概是阅历丰富的缘故，她落落大方地跟我说："程医生，我也没有什么特别的要求，就是希望能找有上进心、人品好的男士。"

这就是我跟张文认识的过程。但后来我们变成闺蜜，却不是因为我给她找了老公。当然啦，她的老公也不能说跟我一点关系都没有，那是后话——那次吃饭结束的时候，张文说："程医生，我心脏不太好，想什么时候去找你看看。"

后来，张文真的来找我看病了，让人意想不到的是她居然是一个风湿性心脏病、重度二尖瓣狭窄患者，经历了一系列周折，后来置换了人工二尖瓣。

因为张文年纪轻，所以，置换的心脏瓣膜是机械瓣，术后必须每天服用华法林，而且要定期来医院随访。

张文的随访结果一直都非常稳定。

有一天，她忽然电话我："蕾蕾，也不知道怎么搞的，这两天刷牙总有些出血。"

我立即警惕起来，问："你华法林还是老剂量吃的吗？"

"对呀！"她应答道。

"还是来我们医院测定一下凝血功能吧。"我不放心地说。

"下周吧，明天要出差。"张文一投身工作就是"拼命三娘"。

"好吧，"我说，"那你再看看自己的小腿和胳膊上有没有出血点，吃华法林就得当心出血。"

"应该没事吧，我又不是刚开始吃华法林，我每天吃一又四分之一片，一直验血都正常的。"张文说。

结果，第二天一早，我手机响了，一看，是张文。

我立即有种不好的预感，抓起电话问："怎么啦？刷牙还出血吗？"

"不是，"张文在电话那端的声音有气无力，"不仅仅刷牙出血，小腿上也冒出来好些小红点，而且我昨晚来例假了，夜里量特别多，从来都没有这么多过……"

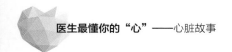

"别出差了!"我果断告诉她,"马上来医院!"

等张文苍白着脸拿着凝血功能测值给我看的时候,情况已经水落石出。她的凝血时间明显延长。

血液循环在人体各处无所不在,每个脏器组织都有血液或快或慢地流动。正常的血液要求凝血和抗凝功能维持动态平衡。而这个动态平衡,除了要求血管壁结构和功能正常之外,还有赖于有效的血小板质量和数量,以及正常的血浆凝血因子活性。

那么,凝血因子是怎么使血液凝结成血块的呢?打个比方说,就好比是一个接力跑团队,一位选手先跑,到达目的地把接力棒交给第二位选手;第二位选手接着跑,到达目的地再把接力棒交给第三位选手;以此类推,环环相扣,才能取得最终的胜利。在这个过程中,任何一位选手懈怠罢工,或者挪移终点的位置,都会影响血液的凝结、延长比赛时间,严重者甚至会导致永远无法到达终点。

对于正常人,凝血因子选手们自觉自愿跑步。但对于某些疾病状态,则需要服用药物阻扰接力跑比赛步骤,让凝血进程稍微变慢一些,譬如像张文这样的植入人工机械心脏瓣膜者,就需要抗凝。

华法林是目前国内外临床上使用最为广泛的口服抗凝药,奏效缓慢而持久,能有效防止血栓形成与发展。

但是,华法林的有效治疗窗非常狭窄,服用时增之一分则太长,减之一分则太短。也就是说,用药时必须根据每个人的具体情况,对剂量进行近乎苛刻的控制,稍微多一点儿会引起出血,早期可表现为皮肤瘀斑、牙龈出血、鼻出血、伤口出血经久不愈、月经过多等,严重的甚至会导致眼底出血和颅内出血,威胁生命;而用药稍微少了呢,又没办法达到延长凝血时间的治疗目的,会导致血块凝结在机械瓣膜的瓣叶上,甚至卡住瓣叶,导致瓣膜失去正常开闭功能。

因此,每位服用华法林的病人,都必须定期监测凝血指标。

服用华法林时,初始剂量一般都从每天一片开始,增减量为四分之一片;服药初期,在剂量稳定前,最好先每隔3天监测一次凝血功能,此后每周监测一次。一旦剂量确定,可逐步拉大复查间期到每隔1~2个月复查一次。

需要特别注意的是，目前国内市售的华法林有国产的，也有进口的，其剂量有所不同，无论服用哪一种，都最好不要轻易更换，因为换药有可能导致抗凝效果波动。如果必须更换，则需在专科医师的指导下进行，在换药后的一周内化验凝血指标，直至化验值达到治疗范围。

此外，华法林的服用时间应固定。如漏服华法林，请在忘记服药后4小时内补上，超过4小时则不应补服，第2天继续正常用药即可，不能因为忘记服药而在第2天加倍用药。如果漏服数天，就必须按照重新开始服药处理，最重要的是立即复查凝血指标，并在随后数天复查，直至达到目标范围。

关于凝血功能的检测，指标有很多种。其中，最简洁明了的是国际标准化比值，其英文缩写是INR。

这个比值使得不同的凝血活酶试剂测得的结果具备可比性，而且操作方便，只要从指尖或静脉采取少量血液，检测血液凝固的时间，就能给出INR值。

健康成年人，INR值大约为1.0。INR值越高，血液凝固所需的时间越长。对于心脏置换了机械瓣的病人，一般建议服用华法林将其INR控制在2.0～3.0之间。

张文递过来的报告单上，明明白白显示着，她的INR为4.9！凝血时间明显延长，所以引起刷牙出血、皮肤瘀血点和月经量增多。如果没来及时就诊，还会进一步出血，说不定会引发难以预料的严重后果。

张文纳闷了："我开完刀之后每天吃一又四分之一片华法林，都吃了快两年了，凝血功能一直都很稳定，怎么这次忽然不好了呢？"

我想了想，问她："你这几天有没有吃过别的药，比如阿司匹林或抗生素？"

"没有没有！我只吃你开的药，没有去过其他医院！"

"那有没有吃过特别的补品，比如活血化瘀的中药丹参或者当归什么的？"

"没有没有！你跟我讲过的，乱吃中药会扰乱华法林的药效，我都记着呢！"

"那……"我继续思索，目光移动，看到张文大概因为不舒服，怕冷，今天穿了一件高领毛衣，忽然想到了一点，"天气凉了，柚子上市了，你这两天有没有吃过柚子？"

"柚子！"张文一拍脑袋，"是的，前天有位同事从广州出差回来，给我带了几只柚子，特别清香酸甜，比上海买的好吃多了，我不是正好在办公室加班吗，连续吃了两个，连饭都省了——可是柚子是水果呀，新鲜水果难道也会导致我的凝血时间延长吗？"

"对，原因就在这里！"我拍拍张文的肩膀，"就是这两只柚子惹出的麻烦！"

人体肝脏中有一种细胞色素P450酶，是华法林最主要的代谢酶。华法林进入体内之后不会永远存在，就是因为会被这种酶分解失效。

不同的人体内这种酶的浓度和效力不同，因而服用同样剂量的华法林对凝血功能的影响也会不一样。

而某些水果中的成分会抑制人体内的细胞色素P450酶。也就是说，吃了这类水果的人，同时服用的华法林在体内不能正常降解，这样就大大增强了华法林的药效，虽然药物剂量没有变化，也会明显延长凝血时间。具有这种增强华法林药效的水果，包括柚子、芒果等。这类水果少量食用关系不大，但如果像张文这样一下子连续两只弄到肚子里面去，就会明显增强华法林的抗凝血功能，导致INR延长，从而出现一系列出血症状。

其实，影响华法林药效的食物，除了增强药效的柚子、西柚汁等之外，还有削弱药效的菠菜、白菜、动物肝脏类、茶水等。

与此同时，磺胺类抗生素、阿司匹林等药物如果与华法林同服，会增强华法林的抗凝作用，而口服避孕药、镇静催眠药则会降低其药效。

张文听了我的话简直目瞪口呆，万万没想到，吃了两只柚子，居然引起了这么严重的后果，赶紧问："那我该怎么办呢？"

"别担心，既然原因找到了，那就好办了，"我说，"先记住，同事送的柚子还有没有？不能再吃了。还有，马上把华法林停药一段时间，重新吃药的时候还得再重复检测INR，以防万一。"

"嗯嗯，我发誓以后再也不吃柚子了！"张文咬牙切齿地说。

"那也不至于，"我说，"毕竟食物对华法林的影响还是不大的，你就记住以后吃这类水果，弄个一瓣两瓣尝尝味道就行了，谁让你抱着两只柚子拼命啃啊！"

2.2
凡走过必留痕迹

十天之后，张文的凝血功能恢复到正常范围，我让她把华法林重新吃上，关照她别忘了再来医院抽血查INR。

叮嘱完毕，我回想起她这一路走来的种种不容易，内心感慨万千。

那次，架不住宋凌撺掇，去吃了那顿霸王宴，隔了一个礼拜，张文还真的来找我看病了。

我问她怎么会想起来看心脏。

她说："以前偶然去医院，医生每次都说我心脏有杂音；上大学体检的时候，说心脏的问题还不小。幸亏我们'70后'上学早，如果放到现在，还不定给不给我上大学呢。不过，这些年一直工作非常忙，抽不开身，自己也没什么特别不舒服，就没重视，这回正好遇到你，想彻底给自己检查检查。"

众所周知，心脏里的血液"逝者如斯夫，不舍昼夜"。在血液穿行的通道中，除了位于左心房和左心室之间的二尖瓣，位于右心房和右心室之间的三尖瓣外，还有主动脉瓣和肺动脉瓣。

主动脉瓣就是左边那套一室一厅面对的电梯门，血液从左心流出，经过主动脉瓣射入主动脉，然后主动脉逐级分支，灌溉全身各处组织脏器。

肺动脉瓣就是右边那套一室一厅面对的电梯门，血液从右心流出，经过肺动脉瓣射入肺动脉，然后进入左右肺部逐级分支，让血液从吸入的空气中攫取氧分，释放出二氧化碳。

二尖瓣、三尖瓣、主动脉瓣和肺动脉瓣，就是人体心脏里至关重要的四重门，任何一扇门出了问题，都会导致心脏病变，最终影响心功能。

当这四个心脏瓣膜出现问题的时候，要么导致血流不畅，要么导致血液倒流。

当心脏病变引发血流不畅、倒流或血液异常流动的时候，其声音与正常情况不同，就会产生所谓的心脏杂音。杂音的不同性质和响亮程度，对疾病有非常强烈的提示意义。

我一开始还不以为然，张文年轻多金，穿着价值不菲的职业套装，拎着一只Gucci包，我猜想不会是什么大问题。

可是检查下来，她的二尖瓣严重狭窄。

我看着张文画着淡妆的脸庞，问道："上次我们吃饭的时候，好像你说你是浙江人啊。"

"对的，浙江建德。"

"嗯，"我点点头说，"建德的乡下吗？"

张文的眼睛一下子睁得很大："程医生，你怎么知道的？"

"因为你的心脏二尖瓣病变得很厉害，瓣膜增厚，开放幅度变小。符合风湿性心脏病的典型表现。"

"那风湿性心脏病就是乡下人才会得的吗？"张文的眼睛睁得更大了。

"那倒不是。"我说。

风湿性心脏病的病因是风湿热。风湿热可引起心脏瓣膜纤维化，最终形成慢性心脏瓣膜病变。链球菌感染是风湿热的罪魁祸首。感染链球菌之后，大约半数人表现为咽峡炎或扁桃体炎，大致看上去就是个感冒发热。青霉素类药物可有效控制链球菌感染。但在一些贫困边远地区，卫生设施和条件欠佳，感冒发热的时候若没及时得到治疗，那么，未经控制的链球菌感染会与机体发生反应，影响心肌和心脏瓣膜。受损的心脏瓣膜与机体免疫状态等多种因素共同作用，导致风湿性心脏瓣膜病变。

因此，风湿性心脏病患者，大多来自卫生资源不尽如人意的地区，或者曾经在潮湿寒冷的地方生活工作过。如果从小出生长大在城市环境，一般不会罹患风湿性心脏病。我们也经常碰到操上海口音的风心病人，追问病史，往往年轻时曾去东北等地区插队落户过。

听了我的解释，张文的眼中掠过一丝黯然。

不过天性倔强的她当时一言不发。直到后来我们熟悉之后，她才告诉我她的童年。

虽说上有天堂，下有苏杭。但长三角也不是每一块地方都富庶流油。张文在建德山区的童年生活还是非常艰辛的。小时候一边念书，一边还要帮家里照顾农活和家务。小孩子有个感冒发热算啥，还不是捱几天硬挺过去，可能就是那时候留下的病根。

但是，环境越是艰苦，人就越发坚强。张文就这样一边干活，一边照看两个弟弟，一边念书，依然每次考试都是第一名。她以优异的成绩考到上海，又凭借自己的能力在工作上如鱼得水，声名鹊起。

泰戈尔说，天空没留下翅膀的痕迹，但我已飞过。在张文奋力飞翔的旅程中，过去的艰辛终究在她的心里留下了印迹。无论她现在是怎样的身份，住着怎样的公寓，开着怎样的豪车，说着怎样流利的上海话。

明确诊断之后，马上面临治疗决策。虽然张文的二尖瓣病变比较明显，但是鉴于她还没有结婚生子，此时如果进行心外科瓣膜置换手术，会对她的生活质量产生明显影响。所以，反复斟酌之后，张文决定先进行二尖瓣狭窄球囊扩张术。

对于二尖瓣中、重度狭窄病变，瓣叶活动度尚可者，如果心功能没有明显损害，而且心腔内没有血栓形成，可以先施行球囊扩张术。就是从外周血管向心脏内送入顶端带扩张球囊的心导管，到达狭窄的二尖瓣口时，往球囊注水，钝性分离狭窄的瓣膜，使其松懈。

虽然这种方法无法根本解除瓣膜病变，但可在8～15年期间缓解病人的症状，延缓病情发展。尤其对于张文这样的年轻女病人，这种方法能为其赢得自然生育的时间。否则，置换人工机械心脏瓣膜之后，需要长期服用抗凝药，生育过程会非常麻烦。

张文的二尖瓣狭窄球囊扩张术非常成功，她的二尖瓣口从原先的0.8平方厘米增加到1.8平方厘米，虽说正常人的二尖瓣口面积有4～6平方厘米，但1.8平方厘米的二尖瓣口也足以给她赢得差不多十年太平时间了。

2.3
声东击西的阿司匹林

因为张文的病情，宋凌在那之后又催过我好几次，说她真是挺不容易的，你平时多长点心眼儿，给她好好努把力。我还真的绞尽脑汁为她特别介绍了两位，不过每次都有缘无分，见过面就断了下文。

一次，张文在徐家汇跟一位男士见面，明显双方不来电。

我在心里恨恨地诅咒宋凌，非让我把这件事惹上身。

张文很客气地说："真是不好意思，都麻烦你好几次了。像我这样心脏有病，估计没人能看得上。"

我哪能在脸上表露自己的真实想法，连忙客套，说哪里哪里，主要是缘分没到，得有耐心，我见过那么多心脏手术过后的病人，最后不都喜结良缘，结婚生子。再说，我天天上班下班，都快与世隔绝了，你别看我们医院距离徐家汇走路二十分钟不到，我其实一年都来不了几次，还好沾你的光，正好来逛逛。

张文就问，宋凌一直说你做媒很成功的，怎么个成功法？

我一听这个，立马来劲了。

"这可不是吹的哦，我师哥要是没有我，估计现在还在打光棍呢！"我的得意之情溢于言表。

David名义上是我师哥，其实在专业上是我的老师。怎样根据病例按图索骥去查询书籍，怎样用计算机查询PUBMED文献，怎样回顾现有的病例资料丰富自己的临床阅历，这些都是David手把手教我的。他颇有中国儒家士大夫的风度，两耳不闻窗外事，一心只读医学书。他年近而立，依旧孤家寡人，当年跟我这个刚毕业的一样住宿舍。白天，他带我看病人，晚上，我们在食堂吃完晚饭回到科里，他朝东，我朝西，继续学习。年轻医生的生活，就是这样简单苍白。

最大的亮点在周末。David的嫡亲阿姨在上海，他每周六中午常规去他阿姨家混饭，然后会带回来三两只饭盒，什么烟熏鲳鱼、油爆大虾、糖醋排骨，这些美味珍肴时隔二十年依旧在我的记忆中闪烁着油光。

又是周六，傍晚，我早早去食堂打了两份饭，冲回办公室。

我刚进科的时候，David还怕我不好意思多吃，跟我旁敲侧击说菜剩下也浪费。其实师哥真是多虑了，每次油爆大虾都是我三分之二他三分之一。我一点都不见外地大快朵颐，看到David举箸不定。

"师哥，你自己怎么不吃啊？"我嘴巴鼓鼓囊囊含糊不清地说。

"蕾蕾，我跟你讲件事。"他说。

"嗯，你说。"

"我……"他开始扭扭捏捏。

David吧，什么都好，就是非常单纯害羞，他在人情世故上的发育速度只有他在学术智力上的三分之一都不到。

"快点说！"我拿筷子点着他说。

"我可真的说了！"David鼓足了勇气，"昨晚老三带我去相亲了。"老三是David的同学，心内科冠状动脉介入组的。

"嗯，"我说，"你又不是第一次相亲。"

"可是，我这次找到了感觉！"David背靠窗户，在身后绚丽的火烧云背景衬托下，他不算很大的两只眼睛灼灼发光。

原来，昨晚，老三带David去见了一位上海交大计算机系毕业的硕士姑娘。这位姑娘，在David的描述中，神情娴雅，貌比天仙，更难能可贵的是反应敏捷、聪明无比！David自从昨晚跟她告别，立即陷入了朝思暮想。

"那不是好事嘛！"我说，"你这个老大难，好不容易找到心仪的感觉，赶紧去追啊！"

"怎么追啊？"David弱弱地问。

"你约人家喝茶啊！约人家吃饭啊！"我信口开河肆意指点江山。发表了一大通演讲之后，发现David涨红着脸静默无声。

我一看他那副蔫样，就知道他在指望着我出马呢！

拿人家的手短，吃人家的嘴短，更何况David是我情同手足的好师哥。时不我待，只争朝夕。David为计算机硕士姑娘衣带渐宽终不悔，茶饭不思，我只好勉为其难干完了他从阿姨家带回来的所有美味珍馐。然后两人跨上自行车，一溜烟跑去陕西南路的精文花市，我看货，我挑选，我议价，David等我拍板之后，利索掏出八十块大洋，把一大束99朵红玫瑰给扛回医院。宿舍肯定是没法放的，让那群单身汉看到了还不炸锅，只能先回办公室。

回到科里，我筋疲力尽，兀自强撑着告诉David我的计谋，最迟明天中午得把这一大束玫瑰给硕士姑娘送过去。

David连连点头，不过他居然跟我指出一点，就是送花这事儿还得我弄，而且千万别让他被同事看见，否则他会羞死！

我瞅着他，满腔怒火填满胸膛，真是百无一用是书生，白白念了这么多年书，追个姑娘这么怂！但转眼一想，师哥待我恩重如山，他现在遇到了如此重要的人生关卡，关键时刻舍我其谁？我眼睛一转，如此这般跟他交代叮嘱，David目光炯炯，深沉的夜色也阻挡不住他对我的无限膜拜、崇拜和敬拜。

第二天，周一，忙活了一上午，终于可以下班了。同事们三三两两洗完手去食堂，只有我跟David按兵不动。等人都走光了，David望风，我蹑手蹑脚窜进储物间，把那99朵玫瑰抱在怀里，往医院大门冲去。

David紧随其后，但始终跟我保持十五米的恒定距离。

我们拦了一辆出租车，长驱直入到达计算机硕士姑娘所在的公司。又是我冲锋陷阵，David缩在出租车里静候佳音。我捧着这一大束99朵玫瑰从公司一楼走到三楼，穿行了漫长的办公区域，所经之地，注目礼及欢呼口哨声不断，我一边迈着脚步一边目光如炬搜索着——这实在是我一生中最为难忘的经历——同志们，我可以非常负责任地告诉你们，99朵红玫瑰，加上点缀的满天星，以及最下面的花泥和一层又一层闪闪发亮的包装纸，重得足以让人胳膊脱臼！

终于，到达了硕士姑娘的办公桌，我尽量姿态优雅地把那99朵红玫瑰递送给她，几乎麻木的胳膊终于得到了解放。同时，把嗓音调低一个八度，温柔可人地说："这是中山医院David医生的心意，他还给您书写了便签，就夹在花瓣中哦！"

哇塞，掌声如雷！硕士姑娘面红耳赤，不过她在激动之余居然还思路清晰地想起来问我："你是谁？"

我灵机一动："我么，我是中山医院对面天使花店送花的呀！"

经此一役，David一帆风顺，半年不到时间就抱得美人归。婚礼前夕，千恩万谢的David特意设宴谢师妹，我大摇大摆坐在首席，只见嫂子凌厉的目光往我脸上扫了两个来回："你不就是那个天使花店送花的！"

"哈哈哈哈哈，"我跟张文简述了我的英雄往事，依旧按捺不住得意的心情，开怀大笑。给师哥办事的时候，我是多么全心全意鞠躬尽瘁！那个上午，科里的老师看我三番五次把手揣在白大衣口袋里鬼鬼祟祟地往储物间跑，还关心地问，蕾蕾，你怎么啦？拉肚子了吗？（储物间就在卫生间旁边）其实，我是在口袋里藏了一支吸满了维生素C溶液的注射器，去给玫瑰花喷雾增加营养呢！

张文也跟着笑得前仰后合，说看不出来你还能干这样的活儿。

"对呀对呀！后来嫂子一直拿这说事，说你们这两个医生看上去正人君子，其实全都是道貌岸然装腔作势！"

笑够了，张文说不早了，不耽误我的时间，不过还有一个小问题："你不是说风湿性心脏病是器质性病变，虽然做了二尖瓣狭窄球囊扩张术，但就是个缓兵之计，以后二尖瓣病变还会进一步发展，病程恶化无法避免，只能通过休息、保暖等手段尽量延缓，除此之外，没有任何药物或补品吗？"

"对呀。"我说。

"那为什么我出院的时候，医生建议我长期服用阿司匹林呢？我不是不听医生的话，主要是阿司匹林伤胃，我已经很注意了，每次都吃完早饭才服药，可胃还是有点不舒服，你看我能不能把这个药给停了？"

"不行！"我斩钉截铁地说。

张文理解的没错，阿司匹林确实无法挽救她已经千疮百孔的二尖瓣。建议她长期服用阿司匹林的目的乃项庄舞剑，意在沛公。

正常心脏内的血液流畅无阻，因而没有形成血栓的顾虑。但当二尖瓣狭窄的时候，血液无法以正常速度从左心房流入左心室，血液在增大的左心房内瘀积、旋转。血流速度变慢，就可能会形成细小血栓，从而埋下脑卒中的隐患。

因此，二尖瓣狭窄的病人务必采取抗凝治疗。当年，对于张文这样经过球囊扩张之后二尖瓣轻度狭窄的病人，建议服用阿司匹林。不过，医学是发展的，最近几年，根据最新的治疗指南，对于二尖瓣狭窄以及心房颤动等心律失常患者，认为必须选择华法林等抗凝效果更强的药物。

所以，我口气确凿地告知张文："你最好还是每天服用阿司匹林，而且，不能早饭以后吃，得空腹服用。"

"啊？那不是更加伤胃了吗？"

"不会！阿司匹林就应该空腹吃，吃了东西再服药反而会损伤胃黏膜。"我迎着张文百思不得其解的目光解释道，"你回家仔细看看，你服用的是肠溶阿司匹林。这种阿司匹林药片外面有一层薄膜，如果空腹服用，胃部在没有内容物的情况下为酸性环境，薄膜在酸性环境下不会崩解，直接进入肠道，在肠道的碱性环境下裂解起效；而如果吃了东西之后服药，胃部环境被食物的酸碱度调整，就不一定是酸性的了，这时候肠溶阿司匹林药片外面的薄膜反而有可能会提前溶解，阿司匹林在胃部弥散，就会损伤胃黏膜了！所以，肠溶阿司匹林非得空腹服用，要么早上起床刷好牙齿就吃，吃完隔半个小时再吃早饭；要么就干脆晚上临睡前服用！"

"噢，原来是这样的啊！"张文说，"程医生，你果然有水平！"

"不是我有水平。药物的名称，没有一个字是多余的，肠溶这两个字也不是随便加上的——这一点，正是我刚才讲的David师哥传授给我的噢！"

张文一边心悦诚服，一边表达了对我师哥的仰慕之情，说听了这个活灵活现的故事，好想见见David本尊。

"好的呀，其实，你俩……"我欲言又止。

"我俩怎么啦？难道我跟你师哥还有什么渊源？"张文困惑地问。

"没啥没啥！"我摆摆手，故弄玄虚地走了。

2.4
其实你不懂我的二

时间过得飞快，转眼就快过年了。

张文又来复查。我跟她说以前医院还有淡季旺季之分，现在一年三百六十五天天天都旺得要命。为了避免等候太久，你干脆快五点下班的时候来找我。岂料张文听了之后，居然表达了强烈的艳羡之情，说你们医院真是太门庭若市了，生意太好了！如果能让我来投资入股就太棒了——真是三句话不离老本行呀！

我拉上检查床旁边的帘子，按部就班查看张文的心脏。就快完事儿的时候，忽然从门外冲进来一个人，大喝一声："张文，你可惨了！"

然后就是呼啦一声，帘子被拉开，老三的虎背熊腰赫然屹立眼前。

我呵斥道："你捣什么乱！我这还在看病人呢！"

老三一看原来是我，抓耳挠腮问："怎么是你啊，我还以为是David呢！"

"David在隔壁，我今天有事来晚了跟他换了诊室。"我还想跟老三多说两句，眼角一撇，看到张文正被吓得小脸苍白花容失色。

看到我的目光移向她，张文可怜巴巴地问："我的心脏怎么啦？我怎么惨啦？"

"你没有啊，你挺好的呀！"我说。

"那……"

"噢，他是在喊我师哥呢，我师哥David，大名跟你一模一样，也叫张文！"

"真的呀，那你不早说！都吓死我了！"

医院同事天天在一起混，老的小的很多都有昵称。譬如我师哥，从所长到刚进来的住院医生，大家都喊他David，都快把他的大名给忘了。只有老三这种发小，才会在喊他去下围棋的时候大呼一声他的大名。这两人是一对欢喜冤家，一逮到机会就要你黑我白地厮杀一番。老三这个名字也是如此，连我们所长开会的时候都会说，这个病例，老三，你来分析分析。

张文一颗悬吊的心终于平稳下来，她又问，你们不是中山医院吗，怎么还有所长？

"噢，"我解释道，"每家医院都有一些特色专科，这些专科的医学、教学和科研力量强大之后，就会成立研究所。比如我们医院的心脏科实力雄厚，早在1958年就成立了研究所，所以我们不但是中山医院的医生，也是上海市心血管病研究所的工作人员；除此之外，我们医院还有复旦大学肝癌研究所、卫生部病毒性心脏病重点实验室、癌变与侵袭原理教育部重点实验室等等。"

"原来是这么一回事！不过我觉得对于病人来说，你们这种两套班子一套人马太唬人了，要是没弄明白，都不会看病了，谁会想到什么研究所来看病呢。"张文说完，看了看我说，"你师哥居然跟我同名同姓，今天怎么着也得见一下。"

我说好呀，他反正就在对面。

说曹操，曹操到。

David走进我的诊室，说："已经下班了，你门口怎么还有一个病人，他说你让他等你的？"

我说对啊，然后赶紧给两个张文介绍了一下，自己跑了出去。那个今天下午看的病人还老老实实地坐在门口呢。

这个病人是位年轻男性，姓黄。他也是因为心脏杂音来做心脏超声检查，结果发现是一例先天性二叶式主动脉瓣畸形合并中重度反流。我问他以前知不知道自己心脏有病，他说知道一点，但不知道这么严重，长了这么大一直都跟个没事人一样的，该上学上学，该上班上班，直到现在周末还呼朋唤友打篮球。我皱皱眉头，跟他说，篮球这种剧烈运动你暂时就别弄了，你现在心脏有病，而且病得不轻，鉴于左心室已经增大变形，而且有少量心包积液，肺动脉压力也增高了，建议你做手术。

说完这一番话，我继而安慰小黄说："心脏瓣膜病变其实很多的，二叶式主动脉瓣畸形是最常见的先天性主动脉瓣狭窄畸形，占到这类先天性瓣膜病变的一半以上。就是正常人这道门是三扇门，你只有两扇，所以开放的时候受到局限。不过不要紧的，做个手术换扇人工门就好了。你别紧张啊，这个手术现在很成熟，我们医院的成功率很高的。"

小黄扶了扶眼镜，微笑着接过报告，说："好的，我不紧张。"

"嗯，那就好，"我说，"你方便的时候可以先去看一下心外科门诊，咨询手术的有关信息。"

"好的，程医生。"他答应着，一边低头认真查看他的检查报告。

这时，下一位病人已经进入诊室。我看了一眼小黄，忽然说："慢！你先别走，我还有几句话要跟你说，这样，你在我门口坐着等我一会儿好不好？"

"好的，程医生。"小黄又答应了，走出门外。

我给跟我学习的进修医生使了个眼色："蔡医生，麻烦你去跟他讲讲话，开导开导。"

蔡医生说："他不是不紧张吗？"

"你刚才没注意，他一直在看报告，但是，他的报告是上下颠倒拿反了的！怎么可能不紧张，他这是打肿了脸充胖子呢！你去看着他点，他现在这副样子千万不能随便放走，万一神志恍惚踩空楼梯，或者出其他乱子，可就吃不了兜着走了！"

蔡医生一经提醒，连忙跑出去跟小黄东家长西家短讲了十来分钟，直至小黄意识到他手里的报告单居然一直是拿反的，才算缓和过来。

这期间，张文赶来做检查，老三又闯进来节外生枝。不过等候了将近半个小时，等我走出诊室的时候，小黄的情绪明显平稳了。他说："程医生，这个检查我小时候也做过的，当时就说有轻度主动脉瓣关闭不全，医生说没事，所以这些年我也一直没有复查。"

这是完全有可能的。首先，受到病人胸壁透声条件、仪器成像质量等因素影响，有些人的瓣叶未必能够清晰显示，尤其对于那些瓣膜反流或者狭窄不明显的病人，往往会漏诊二叶式主动脉瓣。正常的主动脉瓣由三个基本均匀对称的瓣膜组成。先天性主动脉瓣狭窄的瓣膜往往存在不同程度的互相融合。其中，50%～70%的先天性主动脉瓣狭窄患者表现为二叶式畸形。从几何学角度而言，对于圆形的主动脉出口，唯有三个瓣叶，才能最有效打开和关闭。所以，当主动脉瓣融合为两个瓣叶时，往往会导致狭窄和关闭不全。

存在病变的病人，随着时间推移，狭窄或反流程度会逐渐加重。不过，起初病变不严重时，的确可以不用处理。瓣膜病变何时需要手术，得综合瓣膜本身条件、对血流的影响以及心脏形态等因素综合判断。

打个比方说，就好比黑猫白猫，无论卖相如何，关键得看能否抓得住老鼠。并非一发现病变就得立即处理。事实上，我曾经遇到过一位101岁高寿的老爷爷，他就是一例典型的二叶式主动脉瓣畸形，瓣叶增厚、钙化，但这个先天不足的瓣膜，虽然一刻不停地使用了一个世纪，也仅仅表现为中度狭窄病变，就这样与它的主人一起颐养天年。

实际上，世上没有不透风的墙，也没有关闭时完全密封的心脏瓣膜。无论二尖瓣、主动脉瓣、三尖瓣还是肺动脉瓣，如果有轻微至轻度关闭不全，而且瓣膜本身没有增厚等形态改变，那么，这些反流可以认为是生理性的，也就是属于正常范围的。

我们经常会碰到比较仔细较真的病人，反复询问轻微的，或者是轻度的瓣膜反流究竟有什么危害，其实这种情况基本上不必担忧。这就好比上帝造人的时候，有些人给了99分，有些人给了98分，没有本质差别。针对这一类生理性反流，没有必要采取任何治疗措施。

但如果确实存在器质性病变，像小黄这样的，那么，在瓣膜病变到达一定程度之后，还是需要及时手术干预的。

我跟小黄交代完毕。他把报告单折叠整齐，放入包里，说："我已经明白了，兵来将挡，水来土掩，我回去跟家里好好商量商量。"

目送小黄迈开脚步离开，我回头，男张文和女张文聊得正欢呢。原来David正好有个棋友在上海财经大学当老师，而女张文也认识。

David对女张文说，好久没有去财大找杨建国了，快过年了，正好约老朋友聚聚，你也一起过来。

女张文仿佛愣了一下，旋即答应说："好呀！"

2.5

不抗凝，毋宁死

David言出必行，他隔了一周就通知我周五下班一起去五角场。还说选这个时间段完全是为我着想。因为那时候我女儿Happy已经三岁了，我周末基本没空，他说就周五下班去吃个晚饭，尽量不耽误我的休闲时间。同时让我转告张文聚会的时间和地点。

我立即给张文发了信息。想了想，又给宋凌打了电话，问他这个周五下班后我师哥还有张文一起去你的老巢吃饭，你要不要一起过去？

宋凌就问，你们兴致很好啊，财大可是我的大本营，要不我安排接待？

我说不用了，我师哥说他有个朋友在那边，就是你们财大的老师，张文也认识。

宋凌随口说，那太好了，我就喜欢拓宽人脉。那位老师叫啥？

我想了一下说，好像叫杨建国，很普通的名字。

没想到宋凌在电话那端像被针刺了一下似的，说："你确定是叫杨建国吗？"

我有些奇怪："对呀，应该没错，那天我师哥说起的时候，我还在想，你们财大的老师名字一点创意都没有的。"

"嗯……"宋凌停顿了一下，继续问道，"你刚才说张文也去？"

"对呀，张文也认识这位杨老师的，所以我师哥一起约的。"我毫不经心地说。

"嗯……"宋凌的语气吞吞吐吐，倒是吊起了我的好奇心。

"宋凌，这位杨老师怎么啦？好像有什么内幕嘛？"我追问道。

"嗯……"宋凌说，"蕾蕾，杨建国是张文的前男友。"

"啊？！"这回轮到我大吃一惊了。

"杨建国比我们高三届。张文跟我同届不同班。杨建国毕业之后留校，是张文他们班的指导老师。我们都喊他杨指导。张文一直很优秀，是班级的团支书。杨指导指导着指导着就把张文直接指导给自己了。反正那会儿他们两个一直挺甜蜜的，我们还以为这两人能修成正果。没想到张文毕业不久，他们就分手了。"

"噢。"我一边答应，一边脑子飞快旋转。既然有这样的前因后果，张文还爽快地答应去五角场赴约，那是不是对那位杨指导依旧剪不断理还乱？我那颗套着白大衣也不肯安分的八卦之心蠢蠢欲动，浮想联翩。

忙碌的日子时光总是飞快，眨眼就是周五。下班之后，我跟着David到达五角场财大旁边国定路的一家饭馆。在David跟已经先到的杨指导招呼寒暄的时候，我在一旁仔细观察这位张文的前男友。只见他身材中等，一张泯然众人矣的国字脸，戴着眼镜，讲话中规中矩，不卑不亢，果然就是一副典型的指导教师的模样。

过了一会儿，宋凌和张文也从公司赶来。

朋友聚会，无外乎就是把酒言欢。我跟David不时问些理财方面的问题，因为实在不领行情洋相百出。我在缠着宋凌问他关于基金公司老鼠仓的时候，不时跟他交换眼色，两个心怀鬼胎的人有意无意地观察着张文和杨指导。

宋凌一开始还对我答疑解惑，过会儿就对我的无理提问不理不睬。倒是杨指导回答了我的问题："程医生，你就别为难宋凌了。财经有财经的操作原则和规范，哪可能到处都是老鼠仓，那还不天下大乱。"

宋凌做出一副如释重负的样子，说："多谢杨老师给我解围。我这个老同学非让我告诉她几个股票内幕，指望着大发横财呢！"

张文说："随意暴露股票内幕，那是经济犯罪行为。我倒是觉得，你们当医生的，天天那么忙，不可能有做股票的时间和精力。你们的理财务必求稳，不如定期买些基金和银行的理财产品更为稳妥。"

我听了非常不满："你跟宋凌都是一个调调，他也让我买基金，我买了一点他推荐的基金，这两个月都亏了五千块了！"

张文和杨指导都笑了，张文说："理财这种事，短期都是有起伏涨落的。以宋凌的经验和资历，他推荐给你的大方向不会有大错的，你就先捂着好了。"

然后，杨指导补充说："如果你觉得基金涨跌会困扰你的心态，不如索性购买银行的理财产品，那个虽然利润低些，但基本高枕无忧。"

我撇撇嘴："那岂不是赚不到多少钱？"

杨指导、张文和宋凌再次不约而同哈哈大笑。杨指导说："天上不会掉馅饼，投资理财千万别贪心。就跟人生一样，得失难两全，取舍须三思。关键一定要保持平和的心态，否则为了赚钱影响到自己的本职工作，岂不是得不偿失。"

我瞅了瞅一本正经口气诲人不倦的杨指导，又瞥了瞥张文。也不知道是不是我的心理作用，总感觉到这位老师有意无意地在看张文。

三位财经专家对我进行了一番教育之后，杨指导转换了话题，咨询David："我父亲上个月在老家查出了心脏不好，说有心房颤动，医生让他吃一种药，叫华法林，但是要每个礼拜去医院验血。我跟我妹妹一个在上海，一个在广州，老人没人管，每个礼拜去县里医院验血太麻烦了，他说要么不吃药，要么不验血，你看怎么办才好呢？"

David说："那可不行。不知道你父亲是什么类型的房颤，不过既不能不吃药也不能不验血。"

杨指导的国字脸面露难色，说："我老爹脾气很执拗，讲了也不听。我原本索性想让他来上海看病，他不但不来，还骂我说这么大岁数不成家不给他抱孙子，吃什么药，死了也没法闭眼。"

听了杨指导的话，我跟宋凌再一次别有用心地交换了一下眼色。

只有我那毫不知情的David师哥继续解答说："心房颤动，也就是房颤，是最常见的持续性心律失常。随着年龄增长，房颤的发生率不断增加，75岁以上的人每十人中就有一例房颤。根据房颤的发作时间，可以分为阵发性房颤、持续性房颤和永久性房颤。你父亲我记得一直有高血压的，大概是永久性房颤了。"

杨指导点点头说："是的，医生说他的房颤应该很久了，跟他高血压一直没有好好吃药有关系。"

"对，"David说，"房颤可见于以前没生过心血管疾病的人，但更多见于高血压、冠心病病人。你父亲发现房颤之后，本地医生没有建议他吃药或者手术吗？"

"据医生说，我父亲的心脏已经明显增大，无论吃药还是做手术效果都不好，而且老人脾气犟，说不通，连药都不肯多吃，哪里还肯做手术呢。就给开了一个降压药和华法林。那么David，华法林能不能改善房颤呢？"

"不能！"我插嘴说。

我们知道，正常人在安静状态下，每分钟心跳为60~100次。心房颤动时，心跳频率增快，有时候可达100~160次/分，不仅比正常人快得多，而且绝对不规律，心房失去有效的收缩功能。这时候心房不规则快速蠕动，血液容易在心房内瘀滞而形成血栓。血栓一旦脱落，可随着血液至全身各处，跑到脑子里，会导致脑卒中，严重者半身不遂甚至威胁生命；跑到四肢堵塞肢体动脉，严重者甚至需要截肢。

所以，如果不能纠治房颤本身，那么一定得预防血栓和栓塞。

人的生命不但要看重长度，同时一定要看重质量，如果因为不进行抗凝而造成脑卒中，那真是人世间最为凄惨的事情。我有个印象非常深刻的老病人，姓钱，来自浙江海宁，就是钱塘江观潮的那个地方。老头儿是个风湿性心脏病、重度二尖瓣狭窄、心房颤动患者，他儿子每次带他来上海看病，我都反复叮嘱他，虽然心脏病是没有办法看好了，但一定要吃抗凝药。可这老头儿的脾气也非常犟，一回老家全都置之脑后。

结果，上个月他儿子把他用救护车从老家送来上海的时候，原先大大咧咧、什么都无所谓的老钱因为脑卒中半身不遂，躺在推床上，看到我，老泪横流，歪斜着嘴角颤抖地说："程医生，我都恨死自己了，干吗不吃药，现在不但自己受罪，还把一大家子都拖累了……我吃药能死啊，现在这种样子还不如死……"

我洋洋洒洒说了一通，杨指导脸色都变了，说老爹要是得了脑卒中那还了得，一会儿他就打电话回去，让他无论如何也得吃药。

"我还没讲完呢，你父亲房颤，抗凝药是必须要吃的，不过既然吃华法林，一开始还是要验血的。华法林是把双刃剑，稍有不慎，就会造成出血，牙龈出血、皮肤瘀点这些都是小打小闹，万一脑出血、眼底出血可能会危及生命安全！"我继续说道。

杨指导听了我的话，进退维谷，如坐针毡，求助的目光移向了David。

我师哥说："蕾蕾讲的没错，房颤虽然是常见病，但引发脑卒中的危险千万不能忽视。这个你只能好好开导老人，吃药验血没有捷径可走。"

"那我父亲如果就是不肯验血，怎么办？"

"实在不行，就让他吃阿司匹林吧。"David说。

"对，"我接着说，"不过我们可把话说在前头，阿司匹林预防脑卒中的效果肯定是不如华法林的，但是如果你父亲坚决不肯验血，那就退而求其次，每天一片阿司匹林，总比啥都不吃强。"

宋凌听到这句话，忽然插嘴说："阿司匹林？张文，你上次让我替你开会，不就说你的阿司匹林吃完了，得马上去买吗？"

"张文为什么要吃阿司匹林，你比我小三岁，难道也有房颤？"杨指导惊愕地扭头看着张文问。

我心里一咯噔，糟了，宋凌这个冒失鬼，原来杨指导还不知道张文有心脏病呢。

看着杨指导转过来的目光，我左右为难。

还是张文自己开口说道："是啊，蕾蕾帮我检查出来有风湿性心脏病，二尖瓣狭窄。"

David这个书呆子完全不了解内情："一般来说，如果没有心脏瓣膜病，房颤病人的脑卒中概率大约是正常人的6倍；而对于合并心脏瓣膜病的房颤患者，发生脑卒中的概率是正常人的18倍，所以张文虽然做了手术把狭窄的二尖瓣给扩张了，但还是建议她预防血栓，至少得吃阿司匹林。"

"啊，你还做了心脏手术？"杨指导的嘴巴张得更大了。

我观察着杨指导的反应，简直焦头烂额，一边看看张文又看看杨指导。

闯了大祸的宋凌居然丝毫不动声色，也不知他的葫芦里卖着什么药。我在心里把他骂了十八遍，这家伙口无遮拦把一切都搞得乱七八糟。原本就不知道俩人当时为啥分手，现在当面披露张文有心脏病，还做了手术，看样子破镜重圆是没指望了。

我天性纯良的David师哥继续发言："心脏有病也没啥，这得看你拿什么样的眼光去看待。风湿性心脏病在我们国家是一种常见病，我们还有进修医生学习结束，告别的时候请老师检查一下，结果发现风湿性心脏病然后告别不了，在我们医院换了二尖瓣才回去的呢。"

"对对对，"我赶紧随着师哥的话说，"反正，心脏病么，我们觉得只要有办法治都不是事，还有很多心脏病是没办法治的呢！"

2.6
执子之手，与子偕老

宋凌顺路开车送我回家，从五角场回去的路上，有些懊恼地说，我今天大概把一切都搞砸了。不过谁知道他俩好了那么久，杨指导居然会不知道张文心脏有问题。

我看他原来自己也意识到了，只好安慰他说，没事没事，想让他们重归于好原本只是我们的一厢情愿，张文的心脏病也是事实。就算你今晚没讲，他们如果重新交往，还不是一样会知道。

宋凌说那也只能这么想了。

因为张文的病情比较稳定，而且她服用的阿司匹林在药店就能购买，接连好几个月，我都没再跟张文见面。我每天上班风风火火，下了班还得火箭发射一样窜回家带Happy，差不多把这事给淡忘了。

转眼五一小长假。接到张文的电话，说明天天气好，你带上小孩我们一起吃个饭，陆家嘴有家新开的泰国餐厅，服务员都是泰国人，节假日有很热闹的歌舞表演，小孩子肯定喜欢。

我也觉得这是一个好主意。现在只要放假，就是陪着Happy吃喝玩乐。医生这种职业工作强度和压力都很大，工作日基本就是医院和家两点一线循环往复，节奏紧张而单调。如果没有特别的理由，从来不会自己滋生外出玩耍的念头，因为总有看不完的书，写不完的论文。实际上，我也是生了孩子之后，为了陪Happy玩耍，才发现上海居然有这么多有意思的地方，比如上海科技馆、长风公园海洋世界、东方明珠顶层的旋转餐厅等等。所以，虽然孩子的诞生几乎压榨了我全部的业余时间，但是这个小生命也极大地丰富了我的生命轨迹。

第二天果然风和日丽，我给Happy穿戴一新，母女二人搭乘地铁到达陆家嘴。张文推荐的这家泰国餐厅相当不错，Happy对新鲜椰子汁特别满意，把水都喝完了，还抱着青椰不肯松手。

等甜品上来的时候，张文说："蕾蕾，我大概今年年底结婚。"

"恭喜恭喜！"我虽然有些诧异，但还是表示热烈祝贺，然后试探地问："新郎是？"

"你见过的。"张文莞尔一笑。

我的大脑豁然开朗，说："杨指导？"

张文点点头。

我好奇心顿起："这最好了，双方知己知彼，比重起炉灶另外找个人从头开始强多了。哈哈哈，兜兜转转，最后回到起点。不过，你是怎么发现起点就是终点的呢？"

张文又是莞尔一笑。

原来，她大学的时候跟杨指导的感情是非常真挚诚恳的。杨指导也对她关爱有加。可是毕业之后她进入基金公司，而杨指导还优哉游哉留在学校当老师。她历经职场的腥风血雨洗礼，觉得无法再跟杨指导的慢节奏合拍。

"还有一个原因，"张文啜了一口柠檬水，慢慢地说，"蕾蕾，我小时候家里条件不好，所以，一直希望出人头地。总想每件事情都抢在别人前头，最好样样都比别人更好。说起来你别笑，上大学的时候，同寝室的上海同学周末回家带菜，邀请我一起吃，我每次都说已经吃饱了。其实心里馋得要命，但是我能忍。我自从来到上海，就靠做家教什么的养活自己，每件事都是靠自己的努力。无论遇到什么关口，无论如何也不肯低头。"

说到这里，张文自嘲地笑了笑，说："现在回过头去看，年轻时候的那种自尊，其实也是一种自卑。等到大学毕业，我放弃了保研的机会，因为我终于可以工作赚钱了。那段时间，我上班拼的要命，几乎一直在加薪，但心里依然不满足。我跟杨指导的分歧也就是那个时候出现的。"

张文居然也称呼杨建国为杨指导，我忍俊不禁，扑哧一声笑了出来。

张文毫不介意，继续说道："工作三年之后，我的收入已经比他高好多倍。我那时候心里就有些不适应了，觉得他虽然人挺好的，但是太古板，就劝他别当老师了，随便去哪家公司也比待在学校赚得多。"

"可是，他不听我的，他说他就喜欢教书，还说什么人的欲望不能太大，其实每个人所需要的仅仅是一箪食，一瓢饮，太多的物质未必会带来更多的快乐。杨指导这个人，你别惹他，他样样都好，但他拿定主意的事情，谁也没法改变。"

"就因为杨指导不肯跳出学校赚钱，你就把他给蹬了？"我说。

"差不多吧。"张文说，"我那时候心浮气躁，总觉得赚钱多少代表了一个人的能力大小。还有一点，我其实从小一直有些忌讳自己是从农村出来的，而他家里也是农村的。我就想，我干嘛非得守着这个人，我或许可以过那种所谓的精英生活。而他呢，也觉得不能适应我。就这样，因为观点不同，大吵了几架之后，分手了。"

"那这回再次见面观点就统一了？"我问。

张文看了我一眼。

我说："不好意思啊，我们当医生的比较单纯，喜欢打破砂锅问到底，你要是觉得不方便，就别回答好了。"

张文说："没关系。我跟杨建国分手之后，学化妆学打扮，照着时装杂志购买衣服和包。这期间，也处过两个人，都是我们这个行当的，工作性质和薪水都跟我差不多。一开始，自己挺心满意足。可是，时间一长，总觉得什么地方不对。我分析来分析去，发现原来问题出在我不再舒服自在。我不但每天都要往脸上涂抹化妆品，而且还要给自己做一个无形的设置。有一回，去男方家里吃饭，他是上海人，去他家的路上，他跟我讲，他爸爸姆妈都很看重规矩的，饭桌上千万不能发出声音，还有，他姆妈烧的红烧肉是按照人头的，一人一块，别多夹了。蕾蕾，我现在跟你讲这件事，倒不是觉得那个男人不好，他也是诚心诚意叮嘱我。可是我吃完那顿饭，在回去的路上，自己跟自己商量，我今天吃晚饭一边吃一边点红烧肉的块数没有问题，可是如果以后天天这样，我是否能够坚持？他早就说了家里没什么要求，但如果结婚，是一定要住在同一个屋檐下的。"

我听了也摇摇头，说："现在哪还有这么守规矩的，换了我，也不行。"

"嗯，"张文说，"我后来想了很久，才发现，原来以前跟杨建国在一起的时候，我才是最松弛的，我可以毫不掩饰地告诉他我毕业了不要念研究生，我得赶紧上班挣钱，实际上，我的两个弟弟迄今需要我给他们经济上的资助。跟他在一起的时候，别说不化妆，早上爬起来不洗脸不刷牙见他都没关系。"

"对！"我赞同地说，"这是非常非常重要的前提，夫妻相处又不是一天两天的事，绝对不能心里存在提防，时时刻刻拿着捏着。"

"是啊，然后心里越想越觉得还是他最好。特别是认识你之后心脏还做了手术，越发觉得什么面子金钱都是给别人看的，我这样的身体，就应该找个知冷知热、不计较我的外部条件的人。反正思来想去觉得就他最适合我。可是，一晃过去了好几年，也不知道他过得怎样，是不是成家了。这种事，总不能直接主动去联系。所以，那次在你们医院你师哥建议去财大见杨建国，我的心里产生了一种侥幸心理，觉得是不是上天安排的巧合。结果，还真是这样。那次不是一起去吃饭吗，后来你们都走了，杨建国说要送我。就在送我回家的路上，他非常直截了当地问我，是不是还是一个人。我说是。然后他说，他跟我分开之后，也没有找到合适的人，现在两个人都老大不小的，然后……然后么，然后就走到一起了。"

"那……"我犹豫了一下，但还是按捺不住问出口来，"他没对你的心脏病说什么？"

"蕾蕾，"张文盯着我的眼睛看了两秒钟，说，"时间使人成长。年轻的时候喜欢的是炽烈燃烧的感觉。但时隔多年之后，发现相互包容陪伴才是最重要的。经过这些年，我们都意识到人不可能完美，有几个方面能让对方心动就可以了。而且，人的有些特性是无法改变的，只能相互接纳。你也知道，以杨建国的学历和资历，他想去财经公司找个职位易如反掌，但是，他就是喜欢在学校教书。不过，现在的我已经对这点没有什么意见了。他就是这种淡泊的性格，没有必要改变，也改变不了。至于赚钱么，我一个人能赚钱就够了！噢，你刚才说我的心脏，他说有病就有病吧，有病我在他面前就会弱势一些，不会像从前那样，谈不拢就跑了，哈哈哈！"

"太棒了。"我衷心地说，"天有不测风云，心脏也有旦夕祸福。心脏瓣膜病其实是一种非常常见的心脏病。依照国外的资料推算，我国每年新发病、需要做手术干预的二尖瓣病变患者就有数十万。除了风湿热、老年性退化之外，我还碰到过年轻女孩爱漂亮打耳洞，结果感染，细菌随血流进入心脏毁损了二尖瓣；还有人骑车摔倒，导致牵拉二尖瓣的腱索断裂、瓣叶脱垂，最后都置换了人工心脏瓣膜。所以，没有必要对心脏瓣膜置换手术大惊小怪。"

张文笑着说："我也这么觉得，真是没有什么事情是想不穿的。生活不是平面，就看你从什么角度去观察。人生在世，最多三万天，无论你筹划什么谋略什么，总有起起落落、浮浮沉沉。就好比跨越一道又一道门槛，无论雕梁画栋，还是竹篱茅舍，到最后还不是两手空空地撒手而去。所以，我们现在觉得，能够相依相伴，彼此欣赏对方的不完美，就已经很好了。"

说到这里，张文抱起正在拿手乱抓香芒冻糕的Happy，使劲亲了一口，说："小孩子奶香多么好闻——你看，我们差不多年纪，你孩子都这么大了，我也好想有个自己的宝宝，就想过安安稳稳的日子。"

我会心地笑了。

张文说："蕾蕾，我今天跟你讲的这些，这些年一直憋在心里，找不到合适的人，没办法说出口。今天跟你聊了，觉得心里好畅快！"

临走的时候，恋恋不舍的Happy经过餐厅门口的水果摊，盯着刚刚上市的水蜜桃不肯走。张文不顾我阻拦，非给她买了一袋水蜜桃。

我一手拎着水蜜桃，一手牵着Happy等车，还得不停呵斥她，不要总是去摸桃子，水蜜桃上的细小绒毛擦在脖子上脸上会痒的。

Happy消停了几分钟，仰起小脸说："妈妈，桃子多么像一个屁股呀！"

我纳闷了："桃子跟屁股有什么关系啊？"

这个胖嘟嘟的小人儿认真地解释："因为它们都有一条缝呀！"

我当即笑倒。

后来在张文的婚礼上，Happy充当花童。我把这个小花童的桃子屁股理论当面讲给新人听，新娘和新郎差点没笑岔气，同样的事物，从不同的角度、用不同的心态去观察，还真是截然不同。

列夫·托尔斯泰说，幸福的家庭都是相似的，不幸的家庭各有各的不幸。张文的婚后生活安宁喜乐，所以乏善可陈。

婚后第三年，张文生了一个小男孩，简直就是个调皮捣蛋的祖宗。顺理成章的，杨指导把父母从老家接到上海帮忙照看孩子。这样一来，张文的公公也变成了我的老病人。现在，即使这位执拗的老人不喜欢吃华法林也没关系了，因为针对他的房颤，除了华法林和阿司匹林以外，我们还有了达比加群和利伐沙班等新型药物，疗效不比华法林逊色，并且还不用反复化验凝血功能。

张文虽然过上了她喜欢的轻松自在的家庭生活，但她好胜要强的性格在工作上从不收敛。虽然我一直关照她不能过度疲劳，但估计她一忙起来就当成耳边风。前年，张文的二尖瓣瓣口面积再度发展为重度狭窄。为了预防心脏功能恶化，她在我院进行了手术，置换了人工机械二尖瓣。除了那次因为吃了两只柚子引发的有惊无险事件之外，张文的心脏一直非常给力地支持她在职场勇往直前浴血奋战。再次手术之后的她，对我抱怨的唯一的不满意之处，就是她的机械瓣声音太吵了。

人工机械心脏瓣膜植入之后，随着血流启闭时会发出嗒嗒嗒的声音。依据各人体质、胖瘦程度等不同，声音的响亮程度也不一样。有些人的机械瓣启闭音相对轻柔，而有些人的不说振聋发聩，也是铿锵有力。有不少老病人跟我说，程医生，自从我换了机械瓣，我太太就不跟我同床睡了，因为实在是吵得睡不着。

对于这一点，杨指导再次体现了一位好男人的卓越风范。他很快就适应了妻子的心脏机械瓣膜启闭音。还开玩笑说，有时候张文出差，他的耳边缺了这个嗒嗒嗒的声音，反而会失眠。

我也对张文说，杨指导都觉得没啥，你自己还叽叽歪歪的。我跟你说，这个声音对你可太重要了，有它相伴，你的心脏就高枕无忧。我跟你讲个真实的例子。我师哥David做心内科住院医生的时候，有一次大查房，查到一位二尖瓣置换术后的病人时，这个病人忽然晕厥，大伙儿忙成一团，当推心电图机的、测量血压的、抽查血气的都还没来得及的时候，David果断掏出听诊器，一听，嗒嗒嗒的机械瓣启闭音消失了！他大喊一声，卡瓣了！直接推着病人去心外科手术室，为这个命悬鬼门关的病人赢得了最为宝贵的时间，外科立即开胸紧急处理，才挽救回来一条命！所以，机械瓣置换之后，别对启闭音发牢骚，就让它与你相依相伴，为你的生命和健康保驾护航吧！

"哇！David真是太厉害了！"女张文的语气中充满了仰慕之情。

我不满意了："喂喂，换了我，也一样会这样灵活敏捷的好哇！"

"行行行！你比你师哥更厉害！"女张文抚慰我说。

话说，女张文和杨建国的这桩婚事，难道我不是关键灵魂人物吗？可是，那位讲话四平八稳的杨指导非认为David才是大媒人，说没有David鬼使神差地邀约饭局，他怎么可能再跟张文重逢。所以，他们敲定婚期之后，杨建国居然真的拎了两只猪蹄膀送给David（上海风俗，谢媒人送蹄膀），我连半只都没捞到，简直是没有天理啊！

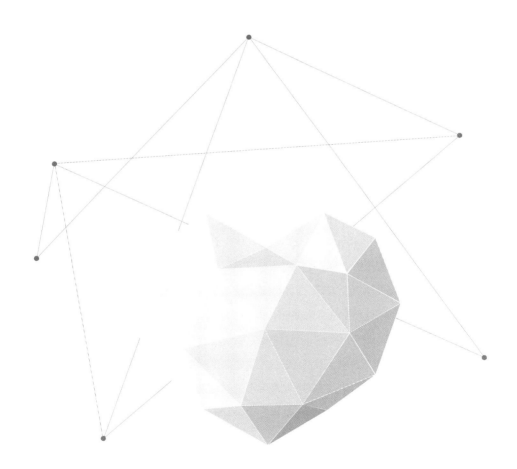

CHAPTER 3

心脏里的不速之客

3.1

惊魂手术室

又结束了忙忙碌碌的一天。

我正在换白大衣，小陶穿着手术衣小步跑进办公室："程老师，今天有病人家属给手术室送黄岩蜜橘，我顺手牵羊抓了一帽子，快过来吃！"

我摇摇头："不了，女人上了年纪代谢速度减慢，平时再管不住嘴，马上就跟吹气球似的膨胀，你自己吃吧！"

小陶不依不饶，把我摁在椅子上，将攥着的装蜜橘的一次性手术帽往桌子上一摊，自顾自剥开吃了起来："没事，程老师，就两个小橘子，不会影响你的身材的——我今天还下不了班，还有一个术后食管超声要看——哎，你快吃呀，我跟你说，我今天在手术室待了一天，简直就是惊心动魄！"

"又怎么啦？"黄岩小蜜橘金黄发亮、香气扑鼻，确实诱人，我恭敬不如从命，顺手拿起一个开始剥。

小陶是刚刚毕业三年的住院医生，这个礼拜是术中监护班。

说到术中监护，很多人可能不太了解，只知道我们复旦大学附属中山医院的心脏外科手术量很大，全国有名。其实，成功的手术除了仰仗主刀医生的功力，方方面面的配合与协调更是至关重要，麻醉医生、洗手护士的作用不言而喻，除此之外，还需要一项非常重要的保驾护航，那就是体外循环。

我们都知道，人体无时不刻不需要血液的滋养，而心脏手术时为了清晰显示心脏内的结构，需要将心脏切开，清空心内的血液，所以要事先建立体外循环，暂时替代心脏这一血液循环中枢的功能。这种利用一系列特殊人工装置将原本应该回流到心脏的静脉血引流到体外，经人工方法进行气体交换，并调节温度和过滤后，再输回体内动脉系统，以支持生命的技术，就叫作"体外循环"，所用的器械体外循环机还有个别名叫做人工心肺机。

别看体外循环由机器完成，不同的人来操作这个人工心肺机，效果可迥然不同，一个好的心外科手术团队，必须配备技法过硬的体外循环医生。

此外，心血管手术跟其他脏器手术有所不同，除了修补结构之外，在血液流动情况下，还必须达到让心脏正常发挥作用的目的，因而心脏手术很多情况下需要术中超声监护。

例如，在手术完成但病人的胸腔尚未关闭、初步恢复心内血流的情况下，需要先用超声进行观察。这样的实时监护使得手术可进可退，如果效果好，大功告成；效果不尽如人意，还可以再次打开心脏及时弥补。

心脏超声监护除了常规的经胸壁检查以外，术中经食管超声也十分频繁，也就是将一根外形跟胃镜差不多的细长管子插入病人食管，无创、简便、精准地观测评估心外科手术的即刻疗效。

小陶今天做监护的这例病人首诊也是她看的，前两天科室一起病例讨论过。

这个病人是位来自外地的中年女性，因为胸闷、憋气、乏力来院检查。经胸超声提示她的右心房内有一条异常实质性占位回声团块，进一步仔细探查，这个占位与下腔静脉内的实质性占位相互延续，应该是一例来源于下腔静脉的转移性肿瘤。

说到心血管转移性肿瘤，不知大伙儿有没有注意到，日常生活中冠心病、早搏、高血压等等病名耳熟能详，但心脏肿瘤并不多见。有肝癌、肺癌、胃癌、膀胱癌，可从没听说过谁有心癌。

那究竟是为啥呢？因为，每个脏器各有特征，心脏就是不太长肿瘤。

研究表明，这主要由于两点：

其一，心肌细胞被称为"终末分化细胞"，这种细胞的寿命与人体一样，从人出生后一般就不再分裂增殖，数量基本保持不变。也就是说，十月怀胎呱呱落地，老妈给你多少个心肌细胞，你就差不多要靠着这些心肌细胞度过一生，随便你吃人参吃燕窝，心肌细胞也不会重新多长出来多少，"长点儿心吧"纯属幻想；而肿瘤的特征是细胞不断分裂增生，因此心肌发生的癌变相对罕见。不过，任何事物都是双刃剑，心肌细胞出生之后不再分裂增殖的特性，固有其优势，但如果是缺血造成梗死，那么也只会纤维化、形成瘢痕。

其二，身体其他部位的转移性肿瘤想在心脏安营扎寨，困难重重，因为心脏日夜收缩舒张，其机械运动对肿瘤细胞有挤压作用，不利于转移性肿瘤细胞生存；而且心腔内血流速度很快，正常成人的主动脉射血速度为每秒 1～2 米，比你平时走路速度还快，所以，大部分肿瘤细胞虽然觊觎心脏这座充满血液的宫殿，但心有余而力不足，没办法站住脚跟。

不过，心脏内一旦发生肿块，无论良性恶性，跟其他部位的相比，"重量级"都要远远超出。其他部位的肿瘤，良性的多数建议观察，不一定立即手术。但心脏肿瘤，一经发现，不分善恶，几乎统统建议尽早铲除为妙。

因为心脏肿瘤有个特征叫作"行为恶性"，就是不管这个肿瘤的本性如何，它待的地方太要害，挡了血流的道！而且，有些组织疏松的肿块还有可能会随着心脏搏动脱落，一旦脱落进入血管，就会造成栓塞。

当然也存在少数例外，比如见之于儿科的心脏横纹肌瘤有自行消退的倾向，可以随访病程发展；还有与正常心肌交错掺杂生长、敌我交融的心脏脂肪瘤，没办法切。除了这些情况，如果发现心脏肿瘤而医生不建议手术，那大多情况不妙，要么就是肿块恶性程度高，要么就是多处转移的继发性肿瘤。此时，需要另选择化疗等治疗方式。

这位女病人检查完心脏超声，又加急做了增强磁共振。诊断明确之后，心外科和血管外科联手给病人开膛破肚，要把这条从下腔静脉延伸到右心房的不速之客给完整取出来。

小陶狼吞虎咽吃了早饭，一溜烟窜进手术室，病人已经被麻倒了。

心外科和血管外科两位主刀大佬看到她，各自眉毛不约而同挑了一挑，示意她在术前先查看一下食管超声。

小陶三步并作两步跑到病人的头位，操起探头查看图像。

这一看不要紧，她杵在原地呆如木鸡，脊背从上凉到底。

"程老师，你猜怎么啦？"小妮子讲到这里，还卖关子。

我重新剥了一个蜜橘塞进嘴里："是不是食管超声的图像上发现那个右心房的

肿块没有了呀？"

听了我的话，小陶原本叼在嘴上的半拉橘子差点掉了下来："程老师，你怎么知道的？"

"你先告诉我，你在术中没看到那个肿瘤，后来怎么解决的。"我继续剥橘子。

"嗯，我一看，原本在右心房里晃来晃去的肿瘤没有了，一下子人都傻了。"

心脏手术可不是儿戏，别说是病人了，就算是健康人，没事给逮去劈开胸骨，也是巨大创伤。如果心脏内没有肿瘤却拉进了心外科手术室，那可是严重医疗事故！用魂飞魄散形容小陶那时的情形也不为过。

她操作着经食管超声探头，不断前进后退，左右旋转，把右心房全方位观察了一遍，愣是没有看到术前发现的那个肿块！而旁边，主刀医生和一助、二助正虎视眈眈等候她的意见。汗水，从额头、从脊背不断渗出。

她讲的情景我非常能够理解。想当年我第一次去术中做超声监护，下了台手术衣一半都汗湿了。

还好，这时台上血管外科刘教授开口了："小姑娘，你看的怎样？"

"我……我……"小陶乱了分寸，不知道该如何开口。

"然后呢？"我又剥了一只蜜橘。

"然后我还能怎样，我心一横眼一闭，说不知道怎么搞的，右心房里面的肿瘤没有了！"

"然后呢？"

"没想到刘教授说，别慌，你固定图像切面别动。"

小陶往嘴里又塞了一个蜜橘："我想刘教授让我看，我就看吧。权当是救命稻草。没想到过了几秒钟，忽然从下腔静脉入右心房处，慢慢地，那个长条状肿瘤又出现了，一伸一缩，探头探脑，跟条蛇一样的！"

"这就对了！"我吃完了蜜橘，拍拍手，"这例病人是个静脉内平滑肌瘤。这种肿瘤相对罕见，沿着静脉系统不断延伸、扩展。最厉害的会一直长到右心房里面去。因为瘤体阻塞血管管腔，会造成严重的血液循环障碍，因此，一经确诊就应当手术切除。但肿瘤往往与静脉壁互相粘连，所以手术时宁可扩大战场，建立胸腹联合切口，显露全程下腔静脉，彻底找到并处理瘤体根部之后，完整取出心腔内和下腔静脉内的肿瘤。否则，生拉硬拽肿瘤，可能会撕裂血管壁，这种肿瘤附着在血管壁的地方粘得可牢了，一点都不能掉以轻心。"

讲到这里，我看了看小陶，这才切入重点："你去手术室的时候，病人已经全身麻醉，全麻状态下病人血压下降，而平滑肌瘤弹性非常大，这时候就缩回到下腔静脉去了。刘教授让你固定切面，不要移动探头，然后你看到肿瘤重新出现，应该是他在台上按压病人的上腹部，增加下腔静脉的压力，才使肿块重新显露在右心房。"

"对的对的！喏，这个肿瘤切下来的样子就像一条滑溜溜的蛇！"小陶一边点头一边掏出手机，让我看她拍的照片。那是一条长条状的红黑色的肿块，形态可憎。

"静脉内平滑肌瘤，原发于子宫或子宫外盆腔的静脉壁，所以，只见于女性。有些女病人即便切除子宫之后，依然会长这种肿瘤。"我说。

"当女人也太倒霉了，"小陶挂下脸来抱怨，"居然会长这么恶心的肿瘤！"

"肿瘤有什么恶心不恶心的，难道还有可爱的肿瘤不成——心脏疾病男女有别，静脉内平滑肌瘤虽然讨厌得很，但是毕竟发病率很低。而雌激素保护女性心血管，育龄期妇女的冠心病发病率只有男性的一半都不到，这么去算，没啥不公平的。"

说话期间，我换下了白大衣，回家在我的另一个战场继续奋斗。

当医生的，不但工作高强度，而且还得值班，为了最大限度节约时间照顾孩子，我在Happy上幼儿园的时候，做了这辈子最英明神武的决定——把家搬迁到医院旁边。没有了上下班的长途跋涉，极大地节约了我的时间，也得以让我能有精力尽量兼顾家庭。

后来，只要有年轻医生跟我谈及购房，我一概建议靠近医院。什么朝向、房型、环境，对于医生，尤其是女医生来说，就近便捷才是王道！

除了我，很多同事也都是围绕着医院居住——所以，有个老病人跟我说："程医生，你知道为啥这一块的房价这么高？还不都是给你们中山医院的医生给炒起来的！"——搞的好像医生都多有钱似的，我们都是被逼无奈、走投无路好哇？

程医生一回家就变成马大嫂。

刚刚吃完晚饭，电话响了，原来是鲁教授。

"哎哟，快把Happy今天的英语单词表拍个照片发过来，优哥的小本子又落在学校啦！"

鲁教授是我的铁杆闺蜜，她家优哥跟Happy一个班。

我赶紧让老刘把英语单词表拍张照片给鲁教授发了过去。

3.2
烧香拜佛看庙门

老刘是我家Happy的爸爸，他干的是泌尿外科。

我家每天晚饭后都毫无例外的是这样的场景：Happy在她自己房间做功课；老刘在餐桌上摊开手提电脑，研究他的手术录像；我各种洗涮完毕之后，快速闪进书房爬上电脑。有朋友表扬我们是以身作则的父母典范，其实哪有，当医生都得活到老学到老，有时候是主动的，很多时候则是被工作逼的。

作为一名外科医生，老刘开刀门诊之外的生活极其枯燥，除了偶尔看看球之外，就是不停地看手术录像，要么回放自己的手术录像，要么学习其他医生的手术录像。一边看录像，一边思考、发现问题，一边有的放矢查阅资料。看到精彩之处，他还非要拉我一起看——其实我啥也看不懂——尽管都是医生，但专业不同，他主攻的是泌尿系肿瘤的微创腹腔镜手术，我对他电脑屏幕上一堆红红黄黄一点概念都没有。

"你看看，这个做得多精妙！"老刘啧啧赞叹，"腹腔镜下切除肾脏，阻断下腔静脉，完整取出癌栓，再在腔镜下连续缝合。整个过程只要一个半小时，太神奇了！"

"那也不是每种疾病都能微创，"我说，"我们今天有个静脉内平滑肌瘤病人，不但不能微创，还得扩大创口。创口大虽然损伤大，但切得干净。"说到这里，我想起性格活泼的小陶，"就这样，小陶还差点在手术室吃不了兜着走呢！"

"确实是得看病种和病人的具体情况。"老刘难得附和一下我的意见。

"我跟你说，这个病人是从外地来的，一开始还不想在上海开刀，说心脏是大手术，家里来人照顾，好几个人住宾馆，多不方便；她想回老家开，不行的话从上海请个专家过去。小陶连哄带训，才让她改变主意，就在我们医院开，还惊动了心外科和血管外科两位大拿。病人有时候真是不知道轻重啊。"

日常生活中，每天都有朋友咨询某种手术哪家医院做得最好。

我不能王婆卖瓜，总是介绍我们历史悠久技艺精湛，我们是中国第一家"为国人而设"、并且由中国人管理的大型综合性医院……

一则，作为中山医院的医生，我得遵循院训保持谦虚低调；第二么，手术这种事儿无论找到多大的腕儿也会有失手的时候，可不能随意推荐，万一捅了娄子可麻烦了。

我总是非常有技巧地建议，你自己去查询一下手术量，去手术量最大的那家医院，保管错不了。如果手术量查不到，像复旦大学医院管理研究所等机构每年都会发布"中国最佳医院及最佳专科声誉排行榜"，对常见的临床专科都清晰列出了名次。查询网页、按照排行榜按图索骥，比自己四处探听、请朋友介绍靠谱多了。排行榜上各个专科的排名根据专科声誉和科研学术进行综合评比，其中，对于手术科室，手术总量和疑难危重手术数量是重要的评分依据。

医学是一门非常复杂的科学，操作性的技术需要反复训练。同样的病种，一年开200台手术的医生，一般情况下肯定比一年开20台的强很多，哪怕后者天赋异禀聪明绝伦。而且，手术关胸关腹并不是终点，最后还得查看病理结果，验证术前的判断。也唯有如此，才能一遍又一遍纠正弥补。所以说，数量出质量，手术量是衡量水准的一项重要指标。虽然开得多技法未必绝对卓越超群，但如果去一年开不了几台刀的医院，那还真是有点悬，至少对于心脏手术肯定是这样。

这些年，我去过长三角的不少医院。东南形胜，三吴都会，钱塘自古繁华。烟柳画桥，风帘翠幕，参差十万人家。江南从古至今一直富庶，有些县级市的年总产值甚至能超越中西部的半个省。经济形势一片大好，本地医院的硬件设施随之改善，门诊大楼巍峨雄壮，医疗设备先进完备。更有一些医院，把开设心外科作为医院上档次、上规模的标志。对于这一点，只要本地的同仁谈及，我一律持反对意见——当然我的意见也不作数。

我的理由在于，除了熟能生巧以外，心外科手术不是独角戏，光凭外科医生一双巧手并不能撑到谢幕。体外循环、全身麻醉时的心脑保护、术中即刻无创疗效评估，每一条都是不可或缺的关键因素。与此同时，没有实力过硬的病理科保驾护航，光会开刀有什么用，不知道正确答案，题目重复做一百遍也是错的。为了放卫星而设立的心脏外科，能有多少病例让医生操练呢，一年寥寥几十例的手术量，医生再聪明好学，也会败于生疏。

所以，虽然我被要求推荐手术医院的时候哼哼唧唧，欲说还休，但只要涉及心脏手术，我一定说来我们医院吧。

心脏开刀，最好还是找三级甲等大医院特色专科。虽说先天性心血管畸形有时候复杂得让人头晕目眩，但无论怎么疑难，只要按照心脏发育的规律按部就班，总能一步一步捋清线索，准确诊断。

倒是外地一些医院做的心脏手术闯了祸来我们这里善后，那才真是让我们一头雾水，什么修补房缺时把原本开口于左心房的肺静脉给隔到右心房、修补大室缺之后造成右室流出道狭窄、置换双瓣膜缝合的线头留的太长卡在人工瓣膜里，让人哭笑不得的同时情不自禁扼腕叹息。

人的胸口没有拉链，心脏手术要尽量避免二进宫，别为了省点钱图方便就地解决。

除了手术的成功率之外，大医院大专科更加追求不断改进、精益求精。

以二尖瓣为例，二尖瓣顾名思义有两扇门，分别为前叶和后叶。

有一种二尖瓣病变叫作二尖瓣脱垂，是造成二尖瓣这扇门关闭不全的非常常见的原因。对于反流严重的二尖瓣脱垂，均建议手术治疗。

而二尖瓣脱垂开胸手术治疗，有两种方法。

一种是二尖瓣修复术，就是在对二尖瓣叶缝缝补补的同时，跟修复春天的三尖瓣下移畸形一样，在二尖瓣叶的"门框"上加上人工环以缩小"门框"，同时让二尖瓣更符合理想的形态。这种术式的优势在于，病人遭受的创伤小，保存二尖瓣瓣下结构，心功能也得到最大程度的保留。手术成功之后，能像正常人那样生活与工作，无须长期额外服用药物。

而另一种方法是二尖瓣置换术，将脱垂的二尖瓣叶切除，替换为人工机械瓣膜或人工生物瓣膜。

虽然这也能解决二尖瓣关闭不全的问题，但前者机械瓣膜需要终身服用华法林，一天不吃都不行，还得定期到医院报到随访凝血功能，华法林吃多了会出血，吃少了不管用。不止一个老病人来开药的时候跟我讲："你们医生简直就像黄老邪，给我下了附骨针，这一辈子都逃不出你们的手心，隔三岔五就得乖乖来医院！"至于人工生物心脏瓣膜，倒是不用长期服用药物，可是会随着时间延长而毁损，最多也就能用个15～20年。大限来临时，就需要再次进行替换手术。

这两种手术方式一经比较，除了缺血性心肌病导致的二尖瓣关闭不全等个别情况之外，对于大多数二尖瓣反流病人，目前二尖瓣修复术比置换术要优越很多。

对于有经验的心外科大夫，二尖瓣后叶修复术的成功率超过90%。即便是二尖瓣前叶脱垂，甚至二尖瓣前后叶同时脱垂，我们心外科的同事也不会放弃给病人修复的机会，他们在手术台上像绣花一样精雕细琢，然后让经食管超声在术中实时监测疗效，只有对实在扶不起的二尖瓣阿斗，才进行瓣膜置换。

可是，实际生活中，并非所有的医院都是如此。

我们遇到过不少只是二尖瓣后叶脱垂的病人，却很可惜地做了瓣膜置换。还有很多原本可以通过微创手术修复的二尖瓣脱垂，也很遗憾地做了开胸大手术。

这是为什么呢？还是以二尖瓣脱垂为例，二尖瓣置换这种手术方式出现得早，而二尖瓣修复术则是最近十来年才涌现的新术式。二尖瓣修复术对医生的悟性、技法和经验要求更高。

因而，在心外科手术病例不是很多的医院，往往为了求稳，索性把瓣膜给置换掉。

这样一来，就医论医，从治疗角度而言并没有什么错。

但是对于病人，做得对和做得好相距实在太远。

尤其是心血管手术，虽然胸膛里面的效果差不多，但有时候面子上的功夫更能对病人的一生产生深刻久远的影响。

特别是对于年轻女性，针对人工机械心脏瓣膜的终生抗凝治疗，会修改她的生育史；对于小伙子，天天随身带着个小药瓶，将直接对他结婚成家的顺利程度产生影响；就算已经成家立业，下游泳池的时候，带着一道胸骨正中超过10厘米的狰狞瘢痕，心情也绝对会受到周围群众的目光干扰。

医学是一门飞速发展的科学，手术总的大趋势就是微创、微创、再微创。在治疗疾病的前提下，尽可能保留病人自身的结构和组织。

非但如此，越是微创，病人的手术总费用也相对越低。

而怎样才能实施最为先进、微创、更能保证生活质量的手术？那就必须选择无论在手术数量还是在手术质量都引领潮流的大医院大专科。一则充足的病例保证了医生的操作经验；二则不断创新学习的氛围保证了医生的手法质量；三则过硬的团队实力保证了整个手术过程的各个环节。

心脏如此，其他脏器也是一样。不同医院的医生其实都是卖油翁，但是面对的病种不同。常见病小手术就地解决，本地大夫技法娴熟手法老到；但复杂疑难手术，还是得去大医院特色专科。即便是在本地医院请专家会诊飞刀，也得长个心眼儿。这事儿是个系统工程，万一发生意外，不是一位牛人主刀就能解决问题的。

3.3
且行且珍惜

第二天中午，我一路小跑经过孙中山先生雕像。

位于西院区靠近枫林路大门的孙中山先生雕像是我们医院的一大标志，每次重大活动，譬如研究生毕业啦、进修生结束学习啦，大伙儿都齐刷刷站到雕像前面合影。因为我们医院是中国人创建的第一家大型综合性医院，孙科先生为当年筹备委员会发起人之一，所以医院冠以国父之名。

我看了看手机，还有点时间，就拐进了十号楼手术大楼，直奔五楼病理科。

病理科是大型综合医院必不可少的科室之一，在医疗过程中承担病理诊断工作，通过活体组织检查、脱落和细针穿刺细胞学检查以及尸体剖检，帮助确定疾病的性质。跟影像学不同，病理诊断报告给出的是明确的疾病名称。

所以说，病理医生是医生的医生，是疾病的最终诊断者。

一份完整的病史，必须包括"诊断和鉴别诊断"，也就是要求医生根据病人的症状和检查报告，推测其可能罹患的疾病。比如说，昨天这位手术病人，根据她的临床表现以及超声和磁共振检查结果，诊断写的是：右心房占位。而鉴别诊断分别为静脉内平滑肌瘤病、右心房黏液瘤、右心房内血栓形成。

疾病的变化莫测远远超出人类目前的理解能力，所以，医生不会落笔百分百肯定的诊断，我们这样写，就是说以我们的判断能力，应该是个静脉内平滑肌瘤，但是也不完全排除与其相似的其他可能。

这就像Happy解数学题，计算结果是否正确，得参照老师的正确答案。而医生的最终标准、正确答案，来自这个楼道里堆着装满了病理切片和标本的橱柜的地方。

我这么脑子胡思乱想着，不知不觉走进了鲁教授的办公室。

一如既往地，鲁教授的台子上除了病理医生的标配——显微镜之外，书籍、资料袋、酸奶散乱堆积着，台式电脑旁边笔记本半开半阖，再看桌子下面，一双高跟鞋东倒西歪，椅子上倒是挺整齐的，不知道是什么玩意儿方方正正花花绿绿摆了好高一叠。

我正想查看椅子上是什么，鲁教授冲了进来。

鲁教授本名鲁韵华，是一位术业有专攻的肿瘤病理学家。这不是好朋友之间互相吹嘘，这个名头，她实至名归。

鲁教授看到程教授造访——我们经常互相以"鲁教授""程教授"揶揄称呼——喜出望外，"快坐快坐！"虽然我们在一家医院上班，但都太忙了，而且医院也太大，没什么特别事，工作时间几个月都碰不上一面。

"我无事不登三宝殿，快点帮我查查昨天一个病人的病理出来没？"我顺手拖了一张椅子坐了下来。

鲁教授也是个手脚麻利的主，三下五除二查到了结果，是个平滑肌来源的肿块，确定无误。

"我就说肯定是个静脉内平滑肌瘤！"我一屁股坐在椅子上自鸣得意起来。

鲁教授翻了我一眼，"这么有把握，你们还不是写的右心房占位。"

"那有啥办法？还不是被逼无奈？"我非常不服气，"你还记得我那个黏液肉瘤吗？"

"记得。"鲁教授嘻嘻笑着说，"一朝被蛇咬，十年怕井绳。"

那个黏液肉瘤患者是我的一个门诊病人。

黏液瘤是最常见的原发性心脏良性肿瘤，虽为"良性"，但并非良民。

首先，它们阻塞心腔，造成血流梗阻；其次，黏液瘤顾名思义，肿块组织疏松呈果冻状，随着心脏的搏动摆来摆去的时候容易部分脱落，造成脏器栓塞。

黏液瘤一旦发现，立马建议手术。

那天门诊的时候，我看病人看得正欢呢，心外科莫云帆踢踏踢踏穿了一双Corcs洞洞鞋闯入诊室。手术室的医生和护士，常年人人一双Corcs拖鞋——为了消毒灭菌出入方便。我一看他过来，就知道保准没好事。

我们心脏超声跟心外科是一对欢喜冤家。怎么说呢，术前我们怕他们，因为我们打出的诊断报告，是骡子是马，开胸手术立杆见分晓；术后他们怕我们，因为病人术后随访心超，缺损是否补得严丝合缝，人工瓣膜是否正常启闭，开刀效果好不好、有无手术并发症，都是由我们给他们"秋后算账"。

我盯着他说："我正忙着呢，你带了几个过来？"

莫云帆嬉皮笑脸："不多，不多，才两个。"

心外科医生喜欢在术前跟我们一起再看一遍病人的超声图像，获得对心血管疾病的感性认识，并进一步了解心功能状态。

迅速看完了莫云帆带来的两个病人，他忽然想了起来："蕾蕾，你上周看过一个黏液瘤，左房的，你还有印象吗？"

"我接连看了好几个黏液瘤呢，你指的哪一个？"

"就是那个很大的、几乎占据整个左房腔的，你报告里写着跟二尖瓣前叶左房面有粘连的。"

"对，是有那么一个，咋啦？"

"那个不是黏液瘤，"莫云帆挠挠头，"病理出来是个黏液肉瘤。"

我的心情当即坠入低谷。

黏液瘤和黏液肉瘤，一字之差，但性质完全不同。黏液瘤是良性肿瘤，切除之后容易复发，但就我们的临床经验，复发者毕竟寥寥无几；但黏液肉瘤属于未分化肉瘤，是一种恶性肿瘤。

我一阵懊恼，那个病人，看的时候我就有些狐疑，黏液瘤一般活动度很大，这个人的为啥就跟二尖瓣瓣叶粘在一起了呢？

可更难受的事情还在后头。这个黏液肉瘤居然一而再、再而三复发。经历了两次开胸手术之后，病人的情绪变得非常不稳定。在一次检查的时候，当面对我怨气冲天："程医生，我第一次看的时候，你说我心脏里的这个块不是大事，开完就结束了，结果我现在挨了两刀还不够，还不如死了干净！"

我沉默不语。

年轻的时候血气方刚，经常会跟病人一言不合发生口角。但随着年龄增长，越来越能体会到，世界和人性都是立体的，并非一张平面图像。如今的我，对于病人的指责和抱怨，都能泰然处之，虽然情绪还是波动的、心里还是难受的、感情还是不平衡的。

这一则归咎于年岁渐长，心态日趋平和。但更重要的是，我越来越深刻认识到，为什么读书的时候，老师总是谆谆教导我们一定要把病人当亲人。

老师并没有喊救死扶伤、全心全意为病人服务的口号，而是苦口婆心地教导我们，我们当医生的这点微末本领，归根结底都是由病人的血泪甚至生命铸就的。哪位医生敢说，在自己成长的过程中没犯过错误？除了医学尚未发达到我们已经可以任意自如地控制疾病这个因素之外，另一个至关重要的因素是，医生也是人，不可能十全十美。然而，医生的任何一点疏忽大意和技不如人，都可能会改变一个人乃至一个家庭的轨迹。

那怎样才能不断改进呢？

老师讲过一句话："犯错是客观的，但如何对待错误则是主观的。"

迄今记得，做住院医生的时候，我因自己的一次漏诊惶恐不安。我的恩师沈学东教授对我说："没有哪个医生不犯错误，我们从错误中学习到的东西远远胜过那些做对的事情。错了不要紧，重要的是不能再错。"

这例黏液肉瘤，当然我可以争辩说心脏超声只是一种影像学检查手段，就算看得再好也不过是个皮影艺人，能看出身段肥瘦就不错了，如果还要求务必判断五官媸妍，岂不是强人所难？

但跟病人争辩又有什么意义？与其浪费这个时间，还不如平心静气查阅资料。

黏液瘤和黏液肉瘤在超声图像上确实难分伯仲，但黏液肉瘤更具有侵袭性，因而如果看到形态、活动度都像个黏液瘤，但肿瘤附着的基底部宽大，且与心脏瓣膜粘连者，就不要贸然以影像学经验作出病理诊断，应该在下结论的时候留有余地，一则给自己留退路，另一方面也提醒心外科的同事在准备手术的时候多长个心眼儿。

沈老师讲的一点都没错。不知不觉，我都当了20年的医生了。有时候回想病例，能记得起来的，大半都是那些我看错的、漏掉的或者是治疗效果不好的。在他们身心痛苦的事实面前，医生能够更加清醒地让自己归零，更加纯粹地不断去深入探究，不断对自己进行批评和剖析。正是这些过程，丰富滋养着我的行医生涯。对他们，我从心底充满感激。所以，无论时间多晚，哪怕自己身体不适，只要老病人开口要求加号，我从来都不拒绝。这就像花朵不能拒绝泥土，鸟儿不能拒绝蓝天，孩子不能拒绝母亲。病人，是一切医术的源泉。

但从另一个角度，病人如果想得到超出预期值的医疗服务，不妨也从医生的角度多加思考。

生病固然值得同情，像这例黏液肉瘤，反复开胸手术，她的人生也真是毁了。可是，无视疾病的客观规律，一味由着自己的脾性指责、埋怨医生和医院就能改变她的疾病性质吗？其实，就算术前我们料事如神，诊断她为黏液肉瘤，还不是一样手术切除送病理？虽说现在到了21世纪，但对于疾病，我们的了解依然远远不够透彻，还是在盲人摸象。没有哪位医生是不想看好自己的病人的。只是有些情况下，我们实在力不从心。而病人对医生的不信任和不配合，只会在医务人员的心里设置屏障。

医生诊治病人，依据诊疗常规，仅仅是60分；如果你希望医生为你做到90分、100分，那么除了医学规则和指南之外，还需要医生设身处地为你想方设法，这些方法，往往是需要医生承担风险的。二进宫三进宫手术的时候，胸部结构严重粘连，手术医生的难度也成倍增加。病人面对再次手术心怀恐惧，其实医生也一样胆战心惊。在这种情况下，请鼓励我们，给我们面对困难和挑战的勇气和信心。

每个人的内心都有一面镜子，会折射出对方是友善还是刁难。医生也是如此。对于无法心平气和进行医患交流的病人，我们也只能心有余而力不足。

如果这例病人信任我，我会诚心诚意告诉她，虽然一再复发，但这个肿块绝不要保留，手术切除是唯一可行的方法。说不定这次开完就不再长了。手术，原本就是一种博弈。即便切不干净，还可以同时辅以化疗。总而言之，我们可以施展全部解数，尽量扩宽她的生命宽度。但是，非常遗憾，她愤懑不满的表情让医生的满腔热情化为多一事不如少一事的无奈云烟。既然病人不信任我，我只能淡淡地说："这是您的检查报告，再去找其他医生看看吧。"

医生和病人，其实是一根线上拴着的两只蚂蚱，面对疾病，我们没有办法区分甲方乙方，唯有相互信任和合作，才能最大限度达到双赢。别以为苛刻和刁难医生，才能维护自己的利益。

想到这里，我感慨地跟鲁教授说，"如临深渊，如履薄冰。胆子确实是越来越小了。而且，现在的医患关系还没有达到能充分理解、充分包容的地步，还是谨慎含蓄点比较稳妥。"

说着说着，我忽然想起来，"哎，昨晚打电话的时候，你不是让我今天过来一次，啥事？"

3.4
我们都是路人甲

"喊你来当然有好事！"鲁教授拿手拍拍她刚才移到桌子上的那一摞东西上，"仿爱马仕围巾，高档蚕丝，你赶紧选个花色！"

"没搞错吧，你哪来这么多丝巾？"

"我买的呀！"鲁教授洋洋得意，"你看，花色齐全，料子又好，我买了80条，你给自己选一条，再给Happy和Happy外婆拿上两条！"

虽然深谙鲁教授的风格，但她这次的大手笔还是让我瞠目结舌："优爸知道你出手了80根丝巾吗？"

"我看着好就买多了，亲戚朋友同学都送送。怎么可能让他知道！我都放在办公室里，省得他啰唆。"鲁教授一副无所谓的样子。

"他啰唆也没用，对吧。"我说，"谁能管得了你这个Shopping狂。"

"哎哟，天天上班都累死了，我总得让自己放松娱乐一下！"

看着鲁教授洋洋自得的嘴脸，我自行脑补优爸万一知道了之后的反应，忍不住窃笑起来。

总有朋友好奇地问我，你们当医生的是不是任何时候都冷静自制。其实哪有的事，脱下白大衣，我们都是路人甲。我们医院是国家卫计委预算管理单位，医生来自全国各地，五湖四海各种口音都有，医院家大业大，就像一个缩小的社会。干完活之后，同事之间一边扒拉盒饭一边拉家常，什么婆媳纷争、夫妻吵架、房产投资、孩子升学，反正报纸社会版上的热点，一应俱全。

优爸跟鲁教授，那真叫一对绝配。鲁教授聪明、爽朗、不拘小节，而优爸勤勉、仔细、积极向上。这两人合在一块儿，就是冰火菠萝油，味道好极了！

我对优爸印象最深刻的，是他讲过的他们家的驴。

优爸来自山东一个有五个孩子的乡下家庭，他排行最小。刚上小学的时候，父亲在寒冬因病撒手人寰。为了保障他继续念书，懂事的哥哥姐姐中断了自己的求学机会。因为土地贫瘠而且距离家里很远，家人商议之后，砸锅卖铁买了一头健壮的小毛驴。

优爸对困苦的童年的回忆，全部与这头小毛驴相关。

年幼的优爸一边念书，一边跟着哥哥干农活。夜色降临，忙碌了一天的他和哥哥赶着小毛驴往回走。为了不让珍贵的小毛驴负荷过重，所以一部分东西得背负在自己的肩膀上。人和驴子的体力和耐力都在不断接近极限。就在这时，前方出现了一片陡坡。在坡路上走到一半的时候，人和驴无论如何也无法迈动脚步。优爸那时只有十多岁，他腾出一只手擦汗，不经意间回头，突然胸中寒意顿生，他赶紧喊："哥，你看下面发水了！"

坡路下面白天干涸的河道，漫延着亮晶晶的波光！这可糟了，人和驴都筋疲力尽，如果不能顺利翻过坡路，或者一个趔趄不进反退，不但不能赶回家，这些粮食还会淹没在河水里！这可是全家人的口粮！还好这时细心而沉稳的哥哥安抚了惊出一身冷汗的他，说不是发水，是盐碱呢。

优爸再定睛观察，还好！还好！真的是从泥土中渗出的盐碱，在月光下冷冷地注视着他们。

生活的磨难是一块块砖，铺就了人生前行的道路和上升的台阶；笑看红尘，是修炼性格和塑造命运的最佳途径。

现在，单单观察外表，优爸是一位儒雅睿智的男子，而且情商极高——某次，鲁教授跟我一起搔首弄姿拍摄照片，邀他欣赏。他毫不敷衍，非常认真地仔细查看，然后稍稍颔首点评道："别的女士最多是风韵犹存，您二位，是风韵永存！"

但是幼时在月光下推扶着小毛驴上坡的那一幕，在他的岁月中不断重现在眼前。也正是这种艰难的生活塑造了他俭朴和坚韧的性格，支撑着这个山东农村男孩一路考试来到上海，在这里学习、工作，还找到了情投意合的另一半。

所以，可想而知优爸的生活作风，那真叫一个艰苦朴素。

而虽然有这头小毛驴作为共同价值观的奠基石，但鲁教授依然保留了自己买买买的风格，时常与优爸打小养成的风格发生冲突。跟所有家庭一样，夫妻之间一路携手一路磕磕绊绊。

鲁教授呢，有时候也确实夸张了点。有一回，我跟鲁教授在路上偶遇，俩人穿着一模一样的连衣裙。这是这个家伙在医院附近大木桥路口的"真丝大王"清仓甩卖的时候，奋不顾身冲进去抢购的，看着折扣比较狠，所以连拿两条，一条自己穿，一条送给程教授！当然，这些事儿，一概是屏蔽优爸的。

如果优爸对她的买买买多说几句，鲁教授就会娇嗔地指责，你追我的时候，还不是个穷光蛋！人家谈恋爱逛街吃吃喝喝，你只能用自行车驮着我乱兜，周末囊中羞涩，只能在我们上海医科大学自己的体育馆临时客串的舞厅里跳舞！现在条件好点，还不让老婆买点东西！一提到这茬，优爸只能缴械投降。

鲁教授的性格就是这样又萌又猛，让人无法不爱她。

我挑选完丝巾，忽然想起一件事："上个礼拜六一起吃饭的时候，我送你的小本子，你记的效果如何呀？"

当医生难，当女医生更难，当像鲁教授跟我这样同时还得管家的女医生那是难上加难。各种各样的工作、家事和安排接踵而来，每时每刻都不堪重负，眼睛一睁就得竭尽全力奋斗挣扎。对于医教研和家务孩子两手都得抓而且还都得硬的鲁教授，我不断向她推荐自己摸索多年的"小纸条"妙计。

我每天都在过着自己的"小纸条人生"。无论门诊、处理公务还是做家事，我都随身带着我的小本子，一旦想到什么事，随时随刻记录下来，并且分门别类定位为：可以等待、尽快完成和今日必须完成。

譬如今天，一早办公桌上我的小纸条上，上面"今日必须完成"赫然列出了巨细17项。17桩事情一条一条，安静地等候着。美国《独立宣言》宣称"人人生来平等"，至于是不是每个人都处处平等不得而知，但有一点是非常肯定的，那就是每个人的每一天都只有24个小时。无论有怎样的理由，反正就这点时间，绝不会长，也绝不会短，而且还有一些固定的时间消耗必须去除，譬如吃饭和睡觉。时间如沙漏，一点一滴流逝无痕，看着就心生焦虑，如何最大限度拓展手中拥有的时间，绝对是门大学问。

我呢，是个急性子。曾经，面临各种事务堆积如山，并且还有后续如同海浪那样源源不断扑面而来的时刻，感觉自己真的会窒息。但人的韧性和耐受能力确实无穷无尽，就像鲁迅先生说的那句名言：时间就像海绵里的水，只要愿挤，总还是有的。现在，经常在我离开医院的时候，小纸条上的事情，一条一条都被划掉了。

任它小纸条上字迹密密麻麻，我且稳住心情，做一件事的时候，就当作天地之间就只有这一件事，就当作我的人生只要完成这一件事就可以了，其余的16件事都是无形无质的空气。完成一件，划去一条；再完成一件，再划去一条，等小纸条上的事情接近划完的时候，就好像马拉松选手已经眺望到了终点，无论多么疲惫，都能抖擞精神给自己打气，越战越勇，去争取最后的胜利。有了神器小纸条，一鼓作气、再而衰、三而竭的情形彻底随风而逝。

终于把小纸条上的"今日必须完成"全部划完，畅意地把小纸条撕成细密的碎片，惬意地扔进废纸篓。那种感觉，真是神清气爽、浑身轻松。没有拖沓、没有拖欠、不被追讨的感觉真是好极了！然后乘胜追击，检查"尽快完成"的条目中还有没有今天可以做的。解决了沦陷于积压的琐事，心情也随之拨云见日，阳光灿烂。

鲁教授以前总是对我的小纸条叶公好龙，说看着不错，可是你不觉得你太老土了，手机上不是有"备忘录"吗？不是有"提醒事项"吗？不是有"日历"吗？

可是，我喜欢那种把所有事务清晰列出一目了然的感觉，更喜欢那种一边做事一边记录的有条不紊的模式。如果实在完成不了，把剩下的事项立即挪移到明天的"今日必须完成"中去，绝不遗漏，永不推辞。以"小纸条人生"这种模式，日复一日不懈坚持，居然完成了挺多看上去不太可能的任务。

上周，我再次对着鲁教授面授机宜，被优爸最近的频繁出差和优哥的顽皮捣蛋弄得焦头烂额的鲁教授终于像小鸡啄米一样点头称是，感叹我的方法大概确实行之有效。我再接再厉，赶紧撺掇她也尝试一下，以倾囊相授的姿态，把自己收藏的最为珍爱的便笺小本子郑重地馈赠予她。

其实，我以前也反复跟她推荐过我的方法，她总说她是她，我是我，两人不是一条道上的。我呢，毫不气馁，一而再再而三向她营销我的方式方法。

所以，这会儿拿着三根色泽艳丽的丝巾，我兴致勃勃地问她是否也过上了"小纸条人生"。

鲁教授诚恳地说："我按照你的方法认认真真记录了，真的感觉条理一下子清晰起来了！"

"这就对了嘛！"我兴奋地说。

然而，她瞄了一眼心满意足的我，继续说道："不过……第二天，不知怎么搞的，我再也找不到那个小本子了！"

得意扬扬的我瞬间石化。

可是，这个心急火燎、丢三落四的家伙，凭什么既能拿国家自然科学基金面上项目资助，还能发表高达10分的SCI论文呢？真是气死人了！

粗枝大叶的鲁教授丝毫没有察觉我内心的波动，抄起桌子上的一叠资料，自觉理亏地讨好我说："又有一篇英文论文修回——哎，我说你要是也搞肿瘤多好，我每篇文章都带你署名！"

我听了更是气不打一处来，真是哪壶不开提哪壶，明摆着我们心脏不太长肿瘤的嘛！

3.5
李逵与李鬼

正还想跟鲁教授多说几句体己话呢，手机响了。

我们本院同事之间都是直接拨打工号，全年不得关机，白天黑夜都得保持手机畅通，以免万一发生意外找不着人。

我一看，是莫云帆。约好了中午给他看个VIP病人的，刚才大概挑选丝巾多耽误了几分钟，这家伙就忍不住打电话催了。

我把三根丝巾卷巴卷巴塞进口袋，先去食堂拎了一客盒饭，一路小跑回到自己科室。

莫云帆今天的这个病人可耽误不起。

我们当医生的天天起早贪黑，世事浮云变幻，又能与我何干，所以，一般只有别人求我们看病，我们基本没啥需要求别人办的事情。

可是，有一类人是例外，那就是——孩子的老师！

无论再牛的医生，凑到自己孩子的老师面前，那都得想方设法讨好。我们自己上班就忙得不可开交，哪能像其他家长那样作业事无巨细样样过目，以我跟老刘为例，Happy学校期末考试之后的家长会全部安排在周四晚上，周四是老刘的手术日，一般八点在家能看到他的尊容就已经谢天谢地了；而我周四下午专家门诊，病人也是排山倒海，经历了两三次老爸老妈家长会迟到早退之后，我们彻底跟班主任摊牌，索性不去参加家长会了！所以，对于我们这样的家长，如果孩子的老师肯降尊纡贵主动要求我们帮个忙看个病啥的，那还不是喜颠颠地全程陪同？

今天这个病人，可是莫云帆正在上小学四年级的宝贝儿子的班主任老师！

我上气不接下气地跑回诊室，莫大医生穿着整洁笔挺的白大衣，正在跟老师寒暄。跟他平时踢踏着洞洞鞋、一身绿色手术衣、头发被手术帽压得东倒西歪的形象简直判若两人啊。

我立即在脸庞上挤出最为和煦的温暖笑容，和风细雨地问老师："莫医生昨天就跟我说过了，您是一例房间隔膨出瘤，这个不要紧的，来，我给您再看一下！"

这是一位女老师。莫云帆马上把老师引领到检查床上，然后走到诊室之外回避。

要说医生之间的默契，那真是心有灵犀，有时候连个眼神都不用。特别是我们这种一起在手术室摸爬滚打过来的搭档。

记得在我跟莫云帆都还是青涩的住院医生的时候，我刚刚担当经食管超声监护大任，他是个二助。有一天，原本风平浪静，病人刚刚建立体外循环，我拿起食管超声探头正准备查看图像，莫云帆消毒完毕正在戴手套，忽然一声异响。

手术室有严格的消毒管理制度，连空气都得过滤出入，一般不会出现不熟悉的声音。这声异响一发出，所有人的目光立即搜索声源。

原来，居然是这个病人正在躺着的手术升降床大概螺丝滑脱了，病床正在往下降！

说时迟那时快，麻醉师、体外循环医生、在场的所有医生护士全都在那一刻奋不顾身扑了上去，用消毒和还没消毒的手，拼尽全身力气拖住了那张正在下滑的床。

当时病人已经建立体外循环，大动脉的血液是用插管连接到人工心肺机中去的，如果床继续下滑，插管没有那么长，就会拔出，病人的血液立刻就会流出体外，其他血管不说，主动脉套管一旦脱落，血液立马就会飚溅到天花板上，生死就在一线间！

虽然我跟莫云帆那时年资都还很低，但这种职业敏感无须培训，我们的四只手也不约而同托住了那张病床。在这里也得介绍我们医院的应急措施，仅仅十分钟之后，设备科科长就出现在手术室里，我们都纳闷，他是插上翅膀火速飞上来的吗？

这会儿，莫云帆都不用跟我多费口舌，程医生立即施展看家本领："老师，您要知道，心脏里的房间隔，大多数人是一块平整的膜状结构，就好比是一堵笔直的墙壁；但有些人这堵墙砌的不是很直，有些弯曲，医学上称之为房间隔瘤，不过这个瘤根本不是肿瘤啦,只要房间隔没有缺损,弯些直些都管用,反正长在心脏里面,完全不必担心!"

对于心脏里的"瘤",得区分是真瘤还是假瘤。

因为,医学上经常采用"瘤"这个字对异常结构进行形态学描述。譬如,正常的房间隔是平展的,但有些人的房间隔比较松软,向一侧膨隆,形成穹隆状的形态。从医学影像学角度来形容,就把这时候变形的房间隔称为"房间隔瘤",但实际上并不存在肿块,这只是对其结构的描述。与之类似的还有主动脉瘤、肺动脉瘤、冠状动脉瘤等,是指其血管内径显著扩张。因此,看到"瘤"这个字,先别呼天抢地,不明白的地方先请医生解释清楚再说。

给老师讲了一番还觉得不够到位,我把她的心脏图像停帧在屏幕上,请她起来自己直接看。

老师恍然大悟,心情轻松愉快起来:"莫医生前面跟我说没事,不过听了你的解说,心里更加明白啦!"

龙生九子,各不相同。人有高矮胖瘦,心脏也一样。房间隔瘤就好比一块布,大多数人的这块布是绷紧的,而个别人的是松松垮垮的,但发挥的作用毫无差别。不过,既然发现了房间隔膨出瘤,还是建议每隔至少两三年随访一下心脏超声。我曾见过一例房间隔膨出瘤,随着时间流逝,膨隆程度不断加大,最后出现了数条细小的房间隔缺损,就像一只气球,吹到最后太薄了出现了琐碎裂缝。当然,这是极个别现象。

"对呀对呀,所以,您就放宽心,大不了隔个两年来我们医院复查,我有99%的把握保证您这个房间隔膨出瘤不会有事!"检查完毕,我朝着走进来的莫云帆挤挤眼睛。

为兄弟就得这么着两肋插刀!

3.6
心脏里的六指儿

我心满意足地擦拭着超声探头，打算擦完就关机，去享用我那尚未变冷的盒饭。

没想到，认真看了一遍报告的老师抬起头来看着我："程医生，我的心脏怎么除了房间隔膨出瘤，还有问题？"

我一下子没反应过来："啥问题？"

"喏，这里，"真不愧是语文老师，逐行逐字仔细阅读，"虽然报告结论里面没有写，但是在描述中写着，右心房内见冗长累赘的下腔静脉瓣漂浮。下腔静脉瓣是什么呀？为啥我的这个瓣冗长累赘呢？是不是不正常啊？"

我迅速瞥了一眼莫云帆，清清喉咙说："这句话您完全可以忽略不计。这是人体的一种正常的结构变异。"

人体的各种正常结构变异比比皆是，心血管也不能例外。譬如，绝大部分人体的静脉血液汇集于上腔静脉和下腔静脉，回流至右心房。这两根腔静脉是两根粗大的静脉血管。不过，在有些人的腔静脉与右心房的交汇处，血管末梢会残留条索样组织，称之为静脉瓣。

下腔静脉瓣十分常见，有些人表现为短粗的嵴状结构，有些人则冗长飘逸，还有些人的下腔静脉瓣超级壮观，横穿右心房一直到达房间隔。但这些统统都是无伤大雅的正常变异，也就是说，虽然形态看上去搞了点小个性，但都不会妨碍心脏内的血液流动。

除此之外，左心房侧面有个左心耳，有些人的左心耳嵴特别长，也会被误认为是异常占位。

说起正常结构变异，我还有一位印象深刻的老病人。

那是一个炎热的夏天吧，快下班的时候，护士站跟我说加了一个病人。

我接过他的检查申请单，好大的场面，居然是请我们心研所的老所长陈灏珠院士给亲笔开的检查单。

这位病人来自辽宁，是一家公司的老总，看上去不怒自威。他除了饮酒抽烟应酬比较多之外，既往没发现过什么心血管疾病。

结果，体检的时候无意中发现他右心房的顶端有个大约1厘米的占位。心脏长肿瘤，那可是敌人直捣黄龙，一下子把他吓得魂飞魄散，赶紧飞来上海看病，办公室主任一起陪同前来。

我轻描淡写地说，这不会是心脏肿瘤，八成是个界嵴吧。

病人的神情镇定自若："什么是界嵴？"

我说，时候不早了，你赶紧上床，我先看了再说。

这时候，跟他一起的那位办公室主任实在忍不住，跑过来跟我说："医生，这是我们公司的老板，是我们大家伙儿的主心骨，可不能出什么差错。为了心脏里的这个肿块，我们把一切都撂下了，专程来你们医院看病，一家老小都哭哭啼啼呢。"

办公室主任话中有话，跟着我的进修医生小黄不乐意了。"你啥意思？是看着我们程老师年轻是不是？我跟你讲，中山医院的医生看过的病人多着呢，有些病随便眼睛一瞄就行了！"

我虽然也对办公室主任的态度有些不满，但还不至于像小黄那样剑拔弩张。我收起探头，说："应该就是个正常结构变异，不放心的话，中饭别吃了，下午做个经食管超声吧。"

病人和办公室主任将信将疑。

不过，既来之，则安之。当天下午，他们如约而至。经食管超声图像清清楚楚，就是一个隆起的界嵴。

病人如释重负，终于说了实话："一开始看你年轻，还真的有些不放心呢！"

我则真心诚意地回复他说："也不是我有什么水平，换了我们其他同事，也是一样的。"

所以，别以为医学影像学检查就是看图说话，这当中的学问可大着呢。对于同样的图像，不同的病史、并发症和影像特征，得出的结论可能大相径庭。

这时候，莫大医生的VIP又发问了："程医生，既然没有问题，你为什么还写在报告中呢？"

哎，这个问题还真是问到点子上了。

我们现在在报告中对正常变异结构予以描述，也是事出有因的。

一开始，我们对这些下腔静脉瓣、左心耳嵴等等忽略不计。但后来屡屡发生这样的情况，就是病人在我们医院看完病之后，可能还会去其他医院检查。其他医院的医生看到了这个变异结构，有些会误以为是心脏内肿瘤、异物甚至怀疑心腔内血栓形成，这就给病人造成困惑，一方面怀疑我院漏诊、误诊，另一方面也忧心忡忡，然后会再来我院就诊确认，反反复复，造成了很多不必要的麻烦。所以，我们现在索性把看到的正常变异结构清晰描述，但会告知病人，这个不要紧，就好比是个六指儿，只是长相难看了点，不过藏在里头，不会丢人现眼。

当医生的，不能只考虑到自己做的对不对，同时还要考虑病人的感同身受。医生与病人，其本质还是一种"施"与"受"的服务，医生的水平高低是一个指标，而是否能让病人的心理如沐春风，那也是一个重要指标。我们的检查报告固然有标准模板，但模板随着病人的需求一直在不停调整。同样的检查结果，仅仅是对他们的正常变异结构多几个字的描写，打印机也就浪费零点零几克的墨粉，附带两句开玩笑的比喻，却能让病人省事省心，何乐而不为呢？

不仅医患之间需要换位思考，医生之间也是如此。多学科融合的团队更容易互相帮助。拿我们来说，一位对心脏超声图像一窍不通的心外科医生，可能会贸然指责，就是个心脏结构病变，有没有洞，有几个洞，洞有多大，图像上难道看不清楚吗？其实，对于透声条件不好的毛玻璃，我们还真是抓瞎抓狂。

而一位对于心脏外科手术没有感性认识的心脏超声医生，也会很容易非议心外科医生，就一个室缺，你干的就是个裁缝的活儿，补个洞都补不严实！其实，如果自己亲临心外科手术台现场，你会看到经过体外循环掏空血液的心脏就像个破布袋儿，左右心室内肌小梁和调节束纵横交错，在一团絮絮拉拉的结构中，要准确找出缺损并严密缝合，同时还要兼顾缝针不能对心脏瓣膜和房室结等重要结构产生不良影响，这活儿也不是嘴巴一张就能手到擒来的。就好比一只气球，膨胀的时候漏气了，谁都能看明白，可你把气全放了再瞅瞅？

看人挑担不吃力，就是这个理。

此外，对于心脏里的六指儿，哪些可以轻描淡写一笔带过，哪些则需要浓墨重彩着重点出，也充分体现了医生对整个疾病的认知深度。

比如，昨天莫云帆不是带来两个病人术前复诊吗，其中一个风湿性心脏病在外院漏诊了永存左上腔静脉回流至冠状静脉窦。这个名词看上去比较拗口。其实也是个很简单的结构变异。

人体左右对称，绝大部分器官都是左边一个右边一个，譬如左边一只眼睛右边一只眼睛，左边一只耳朵右边一只耳朵。静脉在胚胎发育的时候也是如此，左边一根大静脉右边一根大静脉，但长着长着，身体上部左边的静脉就跑到右边去跟右边的大静脉会合，融合成一根总的静脉，所以，人体的上腔静脉位于身体右侧。但有些人比较讲个性，在发育时，左边的静脉自行其是，坚持"走自己的路，让别人去说吧"。这样的话，就相当于拥有了两根上腔静脉。但因为血流殊途同归，对于不合并其他心血管畸形的人，这也算是一个六指儿。

不过，对于心脏需要开刀的病人，这个六指儿可不能等闲视之，因为心脏手术需要体外循环，这个六指儿得额外多插一根管子，如果术前诊断不明确，会让麻醉医生和体外循环医生措手不及。

所以，六指儿出现在不同的情况下，得到的关注程度也迥然不同。

我不厌其烦地尽可能采用通俗字句跟老师详细谈论了一下心脏内的正常结构变异，老师听得似懂非懂。

最后，这位语文老师三句话不离老本行，说："程医生，讲了这么多，我归纳总结一下你刚才讲的话，你看对不对？第一点，心脏里面有些结构长得不好看，就算看上去像个肿瘤，其实也不碍事；第二点，长得不好看的结构是不是会对人体产生影响，各人不同，得结合具体情况；第三点，也是最重要的，我们老百姓不要主观评价医学结论，片面理解字面意思，有问题有疑问就咨询医生，都得听你们的，对不对？"

我跟莫云帆相视一笑，真不愧是经验老到的明星语文老师啊！段落大意归纳起来水平就是高！

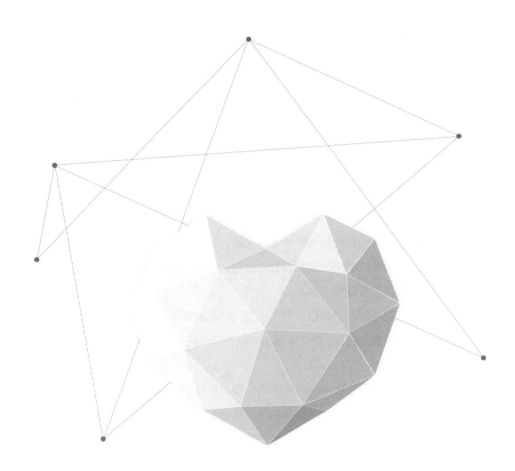

CHAPTER 4

温柔呵护女人心

4.1

Happy wife，Happy life

马晨璐是我的发小，大学毕业后在苏州工作。

一天正忙得不可开交的时候，她打来电话，问我们医院做不做隆胸手术。

我说应该是可以做的，但具体不是很清楚，等问清楚了回复她。然后，一转身就把这事给忘了。

没想到，当天吃完晚饭，她的电话又追了过来。

我抄起电话："晨璐，我今晚还要看点资料，明天帮你问隆胸吧。"

"你不是搞心脏的吗，隆胸不是你们管的吗？还要问？"

我笑出声来："亲爱的，你以为挨着心脏的都是我们管啊。大医院分科都很细，心脏分为心脏外科和心脏内科；乳腺属于普外科；肺的毛病要看呼吸科，如果开刀的话得找胸外科；不过，如果是胸部前面的肋骨和后面的脊柱生病，是骨科的事；还有，食管疾病，有些属于胸外科，有些得去内镜中心看，还有些得挂消化科的号；你问的隆胸虽然是在乳房上做文章，却跟这些科都不搭界，需要咨询整形外科。所以，大医院的门诊部都设立预检台，每天由有经验的护士老师当班，就是为了方便不清楚怎么挂号的病人。"

讲到这里，我忽然想起来问了一句："你问隆胸干吗？谁要隆胸？"

马晨璐稍事停顿了一下，幽幽地说："我自己。"

我一下子愣住了。

虽说美容整形已经走进日常生活，但小马提出隆胸，还是让我措手不及。

记忆中小马个子高挑，皮肤白净，直到现在，微信群里还有男生半真半假说，想当年青春懵懂，小马可是他的梦中情人。

时光如白驹过隙，转瞬之间我们都已人到中年。女人到了这个年龄段，上班忙工作，下班忙孩子，每天都疲于奔命，能见缝插针买件新衣服抹个口红就算不错了。小马怎么会在如火如荼的中年妇女生活中冒出这么个念头？再说，以她的样貌底子，就算现在徐娘半老，熟女风范也应犹存，隆哪门子胸啊。

我心中疑惑顿起，而那端的马晨璐语气吞吞吐吐，似乎有难言之隐，便不再多问，赶紧满口答应了下来。

第二天，忙活了一上午，饥肠辘辘的我跑进食堂，迅速端上一碗香气四溢、令人垂涎欲滴的麻辣烫，找了个座位准备享用我的美餐。

一屁股坐下去，发现前后左右都是熟人。

对面坐着David师哥伉俪，还有我们的老徐院长，左边是老三和大胡子。

大胡子是整形外科的，我看到他，内心一阵狂喜。马晨璐让我打听隆胸，这不是抓个正着吗。

不过，我得先跟师哥、嫂子和老徐院长打招呼。

正准备张口，忽然发现他们的谈话内容实在过于热烈和有趣，热烈和有趣到不但我无法插话，而且连麻辣烫都顾不上吃了。

老徐院长是我们普外科的教授，退休之前是我们医院主管教学的副院长，一直以态度亲民、不端架子而著称，深受群众拥护和爱戴。

这会儿，他正对着嫂子侃侃而谈："小秦，对于男人，经济绝不能不抓，不但要抓，而且要认真抓、仔细抓、下功夫抓。男人身上不要放钱，财政工作你必须中央集权。"

讲到这里，老徐院长居然还非常体恤地看了一眼David。

我David师哥就着老徐院长的目光顺势擦了擦额头上的汗，也不知道是被面前的那碗拉面辣的，还是被某人的话语唬的。

紧接着，老徐院长继续向嫂子介绍："我们医院的医生，一共有四张卡。哪四张卡？听我细细道来。第一张卡，工资卡，这张卡没什么花头的，医生属于国家事业单位的干部，工资有国家统一标准，定时发放；第二张卡，奖金卡，这个就有门道了，你应该知道吧，我们医院已经连续四年被评为全国最佳雇主医院，所以么，这张卡你一定要捏在自己手里！"

讲到这里，老徐院长端起冬瓜汤滋润地喝了一口："第三张卡，也是奖金卡，哎，你可能奇怪为什么会有两张奖金卡呢？因为这张主要用于打入交通补贴费。所以，两张奖金卡，记住没？"

嫂子虽然嫁给David快二十年，依然保持着当年的窈窕身段和犀利目光，她这会儿一手托着香腮，听得津津有味、聚精会神。她对着老徐院长妩媚一笑："您说的我都记住啦，那第四张卡呢？"

老徐院长举起右手食指，铿锵有力地说："别急，我就要讲到，这第四张卡，就是我们的——饭卡！"

一旁的老三听了，忍不住狂笑起来，口水差点溅到我的麻辣烫里！

老徐院长十分不满地横了老三一眼，捋了捋袖子："我跟你说，这第四张食堂饭卡，你可千万别小看它！我们医院是非常体恤职工福利的，每个月月初，饭费都自动打到每个人的卡里，除此之外，夏天的高温费也会发放到这张卡——你别认为只能用于吃饭，就像你今天来医院看好牙齿顺便蹭碗面——我跟你说，医生的饭卡一般都会有结余的！那结余了怎么办？用途可多了，可以去食堂一楼的窗口买食用油，还能买我们食堂自制的馒头包子和点心，还可以去小卖部购买各种生活用品。我要特别提醒你的是，我们食堂自制的馒头点心全部真材实料，尤其是不添加乱七八糟的防腐剂，绝对比外面买的质量过关，拿回家给小孩吃，特别放心！"

介绍完这一通，老徐院长终于心满意足地低头去吃他的饭。

然后，我们这几双眼睛齐刷刷聚焦到David身上。

David对我们置之不理，他那双不算很大的眼睛里只有他的老婆大人："你看你看，前面三张卡我都主动上交的，身边只剩下这张私房饭卡！"

谁都知道我师哥是个二十四孝好老公，今天又是活生生的例证啊。

我嫂子蜻蜓点水一样随意吃了几口，起身告辞："谢谢徐院长，您教育得太在理了。您说男人身上放钱干嘛呢？我们管他们吃管他们喝，给他们买衣服养孩子，他们要钱也没用啊！"

David伉俪转身离开。大胡子对着老徐院长没大没小地开玩笑："那您的卡呢？"

"我？"老徐院长正义凛然，"我当然全部上交，就算饭卡，也定期汇报余额！"

我瞅着老三又露出狰狞笑容，赶紧把我的麻辣烫朝着大胡子移了一移，没想到大胡子跟着老三一起发出爆笑声。

我照着大胡子肥厚的肩膀拍了一巴掌："今天没手术呀？"

外科医生，基本上很少在食堂遇见，因为手术日他们不可能中场休息跑到食堂吃饭，所以，大部分时间都在手术室吃盒饭。

"组长，我今天门诊，还好结束得早。"大胡子说。

大胡子是我大学同学，当年实习的时候还是一个小组的。虽然他的腮部刮得干干净净，但色泽铁青，明眼人随便一瞄都知道如果没有剃须刀，他就是个张飞。我们小组一共五个人，我担任小组长，所以，大胡子这个身高一米八六、体重99公斤的男生虽然比我足足高30厘米，依然为我麾下，尽管很多时候他对组长甚为不恭。有一回，我在病房跟他交代病史书写注意事项，他站姿东倒西歪神游不断，我呵斥他："大胡子，你站直了认真听我讲！"大胡子缓过神来貌似无辜地说："组长，我不能站直，我站直了就看不见你了！"

大个子不傻是个宝，大胡子不但脑子活络，手还特别巧。以前念书的时候，这个大男生会收集同学们不要的废旧钥匙，串成风铃，挂在寝室窗口，晚风一吹，悠扬着校园的风景线。马晨璐的隆胸问题，咨询他正好。

"噢，那你隆胸做得多吗？隆个胸得多长时间？大致多少费用？"

大胡子听了，眼神麻溜地朝我扫视了一下。

我怒从心头起，恶向胆边生："你看什么看，不是我啦！"

大胡子做天真状，大口扒拉炒饭："挺多的呀，隆胸是我们的常规手术，可以选择水囊、硅胶，还有注射隆胸、自体脂肪隆胸，花样很多的，得根据病人自身条件和意愿分别选择。时间么，当然看你选择怎样的隆胸方式。不同的方式花费自然不一样。"

得，隔行如隔山，我这个搞心脏的看样子没法把这些个门道全部弄清楚，还是得让马晨璐自己来看大胡子的门诊才能量体裁衣详细咨询。

我跟大胡子约了一下看病时间，顺便问他和老三："那你们的卡呢？"

大胡子一边抹着嘴巴一边标榜自己："机智如我，你说呢？"

老三进一步予以补充："Happy wife，Happy life！"

4.2
心脏也发神经质

这个中午还真是邪了，大胡子和老三一通狼吞虎咽，刚起身告辞，鲁教授端着饭盘接着坐下。

"你不是从来不来食堂吃饭的吗？"我有些诧异地看着鲁教授。

"哎哟，别提了。"鲁教授花容略显憔悴，"正好碰到你，否则我待会儿也会打你电话。"

"啥事？"我撩起一根粉条。

"我跟你说，"鲁教授任何时候看人的目光都十分真诚，"我得心脏病了！"

我扑哧一笑，粉条都从筷子上抖落下去："小姐，您不是昨天还生猛地买了80根丝巾娱己娱人，怎么今天心脏就生病了？"

"我跟你讲，"鲁教授的目光环顾了一下四周，压低了嗓音，"昨晚有件烦心事，我正要跟你商量呢？"

我看她鬼鬼祟祟的样子，遂也降低一个八度问："啥事？"

"昨天胸科医院找我，问我要不要去他们医院。"鲁教授的声音继续低低细细的。

我一转眼睛，这还真是个纠结的命题。

鲁教授跟我性格迥然不同，我是严格执行小纸条人生的处女座，而她是典型的狮子座。

鲁教授天资聪颖，虽然她在某些生活方面粗枝大叶，但对于工作那可是刻苦钻研从不松懈。她shopping完了之后，那可是没日没夜地干。只要有优爸在家带娃，那待在医院读片、查阅资料、撰写论文，披星戴月回家对她来讲是家常便饭。所以，这位女医生虽然刚刚年过四十，不但手里有两项国家自然科学基金面上项目资助，而且还动辄发一篇影响因子高达10分的论文，让别人不但羡慕而且嫉妒并且恨得牙痒痒的。

讲到这里，我想起病人经常问的一个问题。因为来我们医院看病挂号相当困难，所以很多人疑惑地问："程医生，你看你每个礼拜才看两个半天门诊，你其余时间都在干什么呢？"

对呀，医生不看门诊的时候都在干吗呢？

肯定不会是在玩，对吧？上班时间，英俊的男医生和漂亮的女护士眉目传情，那只是出现在医疗题材影视剧里的我们的憧憬和理想。现实当中，我们每天都脚踩风火轮。

大型医院强调医、教、研三足鼎立。也就是说，首当其冲是治病救人。即便治病救人，门诊也只是工作的一部分，除了出门诊，内科医生每天查房，外科医生么就不用说了，得上台开刀。

与此同时，大医院的医生还得指导医学生和进行科学研究。医学是最强调可持续发展的一门学科，必须学习、学习、再学习。我们的制度就是保证医生无论主动还是被动，反正就得不停学习。年轻医生一年到头考不完的试，就算终于熬到不再考试的年资，还有科会学习。

医生的科会学习无一例外安排在中午或者下班之后，医生们穿着白大衣、吃着盒饭，一边讨论疑难病例、进行影像读片，或者是轮流介绍最新读书心得和研究进展。

而病人看到的就只有治病救人那一块儿，偶尔会看到一点教学安排，譬如教学查房中大牌教授点拨小医生。

其实，病人看不到的科学研究工作，才是悬挂在医生头顶的达摩克利斯之剑。

我们国家的医生评价制度，说得再明白点，就是医生晋升体系，是综合评价医教研成绩。其中，科研占据重要比例。

也就是说，大医院的医生，除了会看病、会开刀、会带学生，还得会做实验、写论文。

当然，有不少人认为这种评定制度弊端多多，有些教授副教授是"论文医生"，只会纸上谈兵，不会看病救命。

在现实中，确实存在某些医生论文精彩绝伦但医术经验欠佳的现象。不过，客观而言，这种评价体系也并非毫无可取之处，因为，会做科研的医生的总体水平应该说更高一筹。

原因在于，会写论文的医生，一定是在不断汲取新鲜专业血液，他们博览各自领域内的最新学术动态，他们综合、比较、分析现有治疗手段的优势和不足，他们孜孜不倦地推动着学科永不满足现状不断往前探索。没有开拓创新，就没有现代医学的发展。

所以，在大医院当医生，基本模式就是白天看病人，晚上查文献，周末做实验。就算成为大腕，实验不必亲自做了，但也会增加四处开会、交流学术这个项目。总而言之，只要当上医生，整个人生无论什么阶段都充实的不行。

鲁教授医教研三手抓，三手都挺硬，可惜晋升正高还是无望。因为她升了副教授之后，跑去纽约做了两年访问学者，晋升的时候这两年时间得扣除，所以还得等待。

昨天，胸科医院向她抛来了橄榄枝。

鲁教授的话语隐晦谦虚，说胸科医院问她要不要去。我来翻译一下吧，就是说也是三级甲等的上海市胸科医院要挖我闺蜜去做他们的病理科主任呢。

这就是医疗行业的人才引进。只要你有金刚钻，这家医院不让你揽瓷器活，别的医院会想方设法请你去。

可是，医院的底蕴和氛围有所不同。尽管胸科医院同样血统纯正、历史悠久，要下决心离开我们煌煌大中山，鲁教授还是心存不舍与不甘。

"那优爸怎么说呀？"我压低嗓子问她。

"他说，你能把班上好，把孩子带好，就谢天谢地了！"鲁教授凑到我脑袋旁边说。

"那不就对了！"我说，"旁观者清。知己知彼，百战百胜。亲爱的，做一个科室的主任不但能管好自己，还得管好别人。就你那冲动的购买欲，我看算了，你能把优哥修理好就算不错了！"

"嗯，我其实也是这么想的。"鲁教授终于恢复到她正常的清亮嗓音。

"那你还纠结啥？"我看着她问。

"哎哟，胸科一找我，我不是想着如果过去，就把我的正高职称给解决了吗？"鲁教授又开始鬼头鬼脑的。

胸科医院也是一家颇有影响力的大医院，他们肯定也是经过多方考察，才锁定人选正式开口。人才引进时，按照常规会允诺条件。鲁教授这一点头，对方肯定啥正高、博导都得配合解决。我闺蜜鲁韵华从此就从鲁副教授摇身一变成为名正言顺的鲁正教授了。

"得失得失，有得必有失。"我重新捞起我的粉条，"女人啊，关键得在脑子里把自己该做的事排个序，工作很重要，家庭也重要！你就那点时间精力，优爸还经常出差，你要是再摊上一大堆行政管理，要么就没空管优哥，要么就把自己给累垮了，到时候啥都泡汤了。"

"对的对的！"鲁教授的嗓音再次恢复常态，还把手搭到我的肩膀上，"其实，我已经累垮了，这段时间连续加班，不晓得是不是熬夜写论文太累了，时不时胸口刺痛，你说会不会心肌缺血？"

"别瞎掰了。"我甩开她搭过来的手，专心致志吃我的麻辣烫。

"怎么不可能啊？"鲁教授又把手搭过来，非拉我看她，"就是这里，左前胸部，心脏位置，一阵一阵刺痛，每次持续数分钟至半小时不等，不过休息一下就能好。你说咱们都这把年纪了，会不会心肌梗死？我可不能心肌梗死，还没把优哥拉扯大呢！"

我掰不过她，只好看着她说，"不会的，您一定长命百岁一直看到你们老吴家重孙子诞生四世同堂。据我所知，您高血压、高血脂、高血糖这三高一概全无，您前两个礼拜还跟我嘀咕要不要老蚌生珠养个二胎，因此推测您的例假十分规律。鉴于育龄妇女雌激素对心血管的保护作用，这个年龄段女性冠心病发病率只有男性的二分之一都不到，所以，我可以非常肯定地从流行病学角度诊断你没有心肌缺血。"

"可是我真的胸口有刺痛感！"鲁教授气急败坏地说。

"你呀，多半是个心脏神经官能症吧。"我低头继续捞粉条。

心脏神经官能症，又称功能性心脏不适，是由于神经功能失调而引起的心血管系统功能紊乱的一组精神神经症状。其症状多种多样，常见有心前区疼痛、心悸、胸闷、气短、呼吸困难、头晕、失眠等。女性显著多于男性，尤其见之于更年期妇女。临床反复检查没有明显器质性心脏病证据，但病人症状可以严重到干扰正常生活和工作的程度。

心脏神经官能症的原因，往往与不良的环境和躯体因素有关。由于内外因素的影响，使调节、支配心血管系统的自主神经的正常活动受到了干扰，心脏也就出现了一时性的功能紊乱。

心脏神经官能症的胸痛特点变化多端，容易与冠心病、心绞痛混淆。不过，首先，心脏神经官能症疼痛部位不固定；其次，疼痛发作与劳累程度没有关联，而我们知道冠心病心肌缺血时的胸痛多半由体力活动及情绪激动而诱发；再者，疼痛性质常描述为针刺样或牵扯样，持续时间长短不等，能够自行缓解。

鲁教授每年体检身体都倍儿棒，所以，心脏神经官能症的诊断基本就此确立。

"噢，"鲁教授恍然大悟，"那就是要休养生息对不对？我先知先觉啊，所以今天准点来食堂吃饭，自己也估摸中饭总是在办公室胡混不太对。"

"对！"我说，"早起早睡，合理安排生活和工作，还有，保持心情舒畅，多参与社会交流，比如说，这个周末我要带Happy去你家吃饺子！"

鲁教授是山东人，做的一手好面食，饺子皮薄馅大，炸酱面鲜美可口。Happy这个南方小姑娘长了一只北方人的胃，可把我这个出生长大在长江南岸的老妈给愁坏了。

Happy特别乐意去鲁教授家的另一个重要原因是，她自己老妈是个人神共愤的龟毛处女座，而优妈大大咧咧爽快开朗，在他们家客厅里骑自行车打闹都没事，所以每次听说要去优哥家都像过大年似的。

所以说，心脏神经官能症并非常规意义上的心理疾病，并非性格安静内向才容易得。也无须担忧紧张，等你拿它不当一回事儿的时候，它反而会悄悄地隐身遁形。

4.3
心病不是心脏病

回到办公室，我先拨通马晨璐的电话，告诉她隆胸得自己来看门诊询问。

眨眼就是周五。早上马晨璐到了，我让她先去找大胡子看病。

中午，我一溜小跑到紫竹苑点了一荤一素一汤。

紫竹苑是我们医院食堂的小餐厅，改善自家职工伙食用的，经济实惠，最重要的是就在医院里面，亲朋好友过来，不招待情面上过不去，出去吃又没时间，所以，乃本院医务人员款待宾客最佳选择。而且，也是可以用饭卡支付的噢。

菜刚上来，马晨璐看好门诊过来了。

好久不见，小马瘦了很多。

我说："你身材倒是一直保持的不错，我现在都不敢多吃。"

马晨璐笑笑，递过一个包装盒，"给你家Happy的。"

"这还差不多。"我打开包装盒，是一盒精美的果汁糖。

"饿了吧？快吃！"我举起筷子，"门诊看的怎样？你怎么忽然想起来隆胸啊？要我说，隆什么隆，女人四十，娃也养了，半辈子都过去了，我们现在重要的是过的舒心舒坦，胸口弄两个人工鼓包，总感觉不是事儿。"

"嗯。"马晨璐低头夹菜。

我有些纳闷，小马是个挺开朗的人啊，怎么现在性情变了？

"我跟你说呀，我们看病的时候，小医生如果搞不定，就喊年资高的帮忙看。我都被他们叫过好多次了，说发现心脏前方有个巨大囊状占位，虽然形态规整，但不晓得是什么肿瘤，程老师赶紧瞄一下！其实什么占位不占位，就是个乳房假体，堵在心脏前面。"

我一边说一边观察马晨璐的反应，极力想劝说她打消念头："我们最不喜欢隆胸的人了，多了那玩意儿，干扰心脏的图像不说，还硬邦邦的，操作起来格外费力——反正不管隆胸方式，假的都真不了，人躺下来乳房还是直挺挺地耸立的，多碍事！大概摸上去也不怎么地……"（大胡子不要打我）

"嗯，我再想想。"马晨璐还是不见笑颜。

"对了，你老公怎么看？"我说，"这事儿得征求一下他的意见吧？"

"他……"马晨璐犹豫了一下，"蕾蕾，你说我是不是平胸？"

"还好吧。哎哟，中国女人A罩杯的多了去了，你又不去选美，管它呢。"我站起来给小马舀汤。我看着马晨璐的样子都急死了，但是又不能拿到台面上直截了当问。

还是转换话题吧。我说："你电话里不是还说你心脏也不舒服吗？究竟是怎么啦？"

马晨璐点点头，"胸闷的很，总是觉得气接不上来，人特别特别累，得深深地大叹几口气才能稍微缓和一些。"

日常生活中，很多女性经常会出现胸闷、心慌或者胸口疼痛，第一印象就是怀疑自己心脏出了问题。但不少人去医院就诊之后，却被告知心血管没有明显的病变。很多人无法理解，自己有非常明显的胸口不适的感觉，为何医生却说没有问题呢？是不是检查得还不够完全，会不会漏诊呢？

出现这种情况的，除了心脏神经官能症以外，还有一种常见原因叫作"更年心"。

这类病人都是50岁上下的女性。她们并没有明显心脏病变，但时不时发生胸闷、胸痛、心慌，与冠心病、心绞痛的症状非常相似。这些与心血管疾病发作相仿的症状，被称为"更年心"。

"更年心"并不是真正的心脏病，主要是因为绝经或绝经前期的妇女卵巢功能减退，卵巢分泌雌激素水平下降，干扰了儿茶酚胺的正常代谢和分泌，影响了下丘脑促性腺激素的释放和热量的散发，造成血管痉挛，而出现心血管系统症状。

当然小马应该不是"更年心"，她才四十出头呢。

我看着马晨璐，斟词酌句："小马，你有黑眼圈呢！昨晚没睡好？"

"我睡眠一向很差的。"马晨璐摇摇头说。

"这就对了！睡眠障碍也会诱发各种胸口不适的感觉。睡眠和饮食一样都是基本生理需求，每一个人都需要睡眠。持续失眠对身心均有明显影响。失眠会影响生理功能，导致食欲缺乏、身体疲乏、注意力、集中力、判断力及记忆力下降。觉睡不好，很多人都会出现胸闷、气短、疲乏的感觉。这并不是心脏本身有病。"

我接着问："你睡眠差到什么程度？每天晚上能睡着几个小时？"

"不吃安眠药的话，大概只能睡着两三个小时吧。"马晨璐的样子看着更加疲惫了。

我低下头喝了半碗汤："小马，你老实跟我说，你是不是有心事？我跟你说，心病不是心脏病，我看过的因为家庭矛盾、感情纠纷导致胸口不舒服、总以为心脏有病的人多了去了，多数都是女病人。"

马晨璐沉默不语。

看样子是真的有事了。我接着问："还有，你好好的怎么想起来要隆胸？

"我……"小马眼睛情不自禁红了，"我老公嫌我平胸……"

我左右看了一下，中午紫竹苑人少，我们又坐在角落里，应该不会有人注意。我把餐巾纸塞到小马手里，低声说："你结婚都十多年了，孩子也生了，奶也喂了，现在挑剔乳房干吗呀？再说，我这个专业阅胸无数，你其实比上不足，比下有余……"

我的本意是开个小玩笑缓和一下气氛，没想到马晨璐丝毫不为所动，反而捂住脸庞抽噎起来。

手足无措的我只好静静地等。过了一会儿，她控制住自己的情绪，一边擤鼻涕一边说："蕾蕾，我们从小一起长大的。我也不嫌告诉你丑事。我老公出轨了。"

"你猜的？"我说。

"不是，他在外面有相好，手机短信我都看到的。"马晨璐虽然止住了哭泣，但神情萎靡。

"那……你没找他谈？"我试探地问。

"谈了，他说我们现在没有共同语言了，还说……"马晨璐讲着讲着眼泪又像断了线的珠子，"他说我没女人味，连个胸都没有……"

我听了这话，简直火冒三丈："小马，你以前不挺能耐的，怎么现在这么窝囊？他在外面找女人，还敢理直气壮？你不维护自己的利益，居然想出来跑到上海做隆胸？你你你，你的脑子进水啦？！"

"我大概是脑子进水了。"马晨璐低下头，"可是……我有孩子，我女儿才上小学一年级。"

我一口气喝完了剩下的半碗汤："小马，孩子是很重要，但你老公已经逾越底线。要我说，隆胸这种馊主意就别再提了。你回去好好捋清思路，能破镜重圆当然皆大欢喜，但一味忍辱负重，勉强维持的家庭对孩子其实更不好。"

"我……"马晨璐的眼泪又要往下掉。

我赶紧说："别说了，这样吧，我们赶紧吃完，我帮你把心脏检查一下。"

我们都知道心病难医。情绪起伏大会影响身体健康，痛彻心扉很容易引发胸口闷痛、全身乏力，而且会合并焦虑不安的现象。心病引发的心血管不适，并没有相应的心脏病变。这就需要让自己学会放松心情，情况严重的建议寻求心理医生帮助。

但前提是正规排除心血管疾病。虽然我觉得小马肯定没有心脏病，她的各种胸口不舒服肯定是心里憋闷给弄出来的，但检查一下，或许会让她宽慰放心。

我打算就给她做个常规心电图，然后把主要精力用于尽力开导她。

可是，心电图的波形一出来，反而是我傻掉了，马晨璐居然右心室肥大，还合并有肺型P波。

4.4
另一种高血压

心脏是一个不停搏动的空腔器官，就像一栋小房子，左右心室和心房是四间房间；房间的墙壁分别是心房肌和心室壁；二尖瓣、三尖瓣、主动脉瓣和肺动脉瓣依次是四扇房门；控制心脏有规律跳动的心脏传导系统，仿佛是埋在墙壁内的电线；灌溉心肌本身的血液传输血管——冠状动脉系统，则是水管子。所以，心脏疾病可以分别用房屋的水电、木工和泥瓦工出了问题来比喻。如果水管子堵住了，就会发生心肌缺血；阵发性室上性心动过速好比是电线短路；心脏瓣膜病则是木工师傅尥蹶子了。

顺理成章，针对不同的病变，检查手段也各不相同。

在临床工作中，我每天都能碰到病人说："程医生，请给我开最好的检查，贵不要紧，就要最高档的那个。"

其实，医学检查没有高低贵贱之分，价格不同，并不能完全代表检查精度有高低。因为，不同的检查手段目的不同。

比如说，怀疑心脏病变时，第一项基本检查就是心电图。

心脏跟全身其他脏器有个显而易见的不同之处，那就是心脏有独立的传导系统。简单打个比方，就好比心脏自带一台小发动机和一套电路。这套电路的活动反映在心电图上，医生能根据不同的波形推测不同的心脏病变。因此，心电图是心脏科医生排查疾病时首选的手段，价廉物美，老少咸宜。

马晨璐心电图的结果着实出乎我的预料。一般这种情况见之于老慢支、慢性支气管炎、哮喘等严重肺部疾病引发的心脏继发性病变。

可是，小马从来也没听说肺有毛病啊？

我心存疑虑，皱着眉头说："小马，你的心电图有点问题呢，我再给你做个心脏超声吧。"

小马现出慌张的神情："什么问题？"

我支支吾吾地说："没大事，我就是觉得有点不对，想进一步看看。"

对于心电图提示心脏存在病变的病人，我们一般会建议接着进行心脏超声检查了解心血管的结构、形态和功能。

结果，小马的心脏超声让我继续大跌眼镜、匪夷所思。

她的右心房和右心室明显扩大，同时合并重度肺动脉高压。

我赶紧让她把肺部拍了个片子，肺部倒是没有问题。

肺动脉高压，是人体除了高血压之外的另一种特殊的高血压。

发生肺动脉高压时，肺部的阻力明显上升，血流严重受阻，血流不畅，从而使病人产生一系列呼吸困难、胸痛、头晕甚至晕厥、咯血等症状，严重者威胁生命健康，致死率和致残率都很高。

目前，我们对这种疾病了解不多。根据统计，肺动脉高压病人入院前误诊率高达94%。

引发肺动脉高压的原因很复杂，大致可以分为继发性和特发性。

继发性，顾名思义，就是病人的肺动脉高压病变是由严重的肺部疾病、心脏分流性疾病或者是服用某些药物造成的。如果病人存在明显的肺动脉压力增高，但筛查不出原因，就称为特发性肺动脉高压。

现在真相大白，马晨璐的乏力、疲倦和胸闷等症状原来真的事出有因，不仅仅是因为失眠和思想负担，而是重度肺动脉高压引起的。

可是，马晨璐年纪不大，既往没有任何明显的身体疾患，怎么会造成肺动脉压力如此升高呢？

我沉吟不已。

尽管一下子找不出原因，但这么高的肺动脉压力还是得及时治疗，如果听之任之会出现心力衰竭的症状，后果相当不容乐观。

我对着马晨璐，不知道该如何启口。想了想，还是再跟她谈谈她的家庭问题。

"小马，"我尽量做出若无其事的样子，"今天你给Happy带的糖果是你们公司的吗？很不错呢，下次来再带两盒！"我记得她一直在一家合资的休闲食品公司上班。

马晨璐说："你喜欢就好，是我以前公司的。我已经辞职两年多了。"

我再次出乎意外："你辞职了？干吗辞职呀？"

"孩子小，一直生病，天气稍微变化就发热咳嗽，照顾不好几次弄成肺炎住院。看看小孩受罪，又没有办法，就只能辞掉工作在家照顾她。"马晨璐终于抬起了头。

"这……"我酌量着词句，"你女儿都上小学了，最难的时候差不多都挺过去了，家里请个保姆或者时间长些的钟点工帮忙分担家务不行吗，干吗辞职呢。"

反正我认为，女人还是需要一份工作，赚钱多少是一个问题，但工作所能给予的除了薪水之外，还有属于自己的人脉关系、情感寄托和精神追求。我遇到过太多中年女性病人，如果赋闲在家，其心脏神经官能症的症状格外明显，或者自己身体稍有不适即反复辗转求医。总而言之，人的思维绝不能处于空窗状态，就像一块田地，不长稻谷，便生稗草。

"从我女儿出生，我坚持了好几年。后来发现实在应付不了。我老公……"马晨璐讲着讲着头又低了下去，"他说现在人工这么贵，请个全职保姆也得四五千，我在公司上班比这也多不了多少，还不如把工作辞了在家算了。"

"小马，"我尽量让自己的语气委婉和缓，"小时候你一直成绩挺好的，放弃工作不觉得有点可惜吗？"

"嗯，其实我现在很后悔。我们公司也是个大单位，当时应聘也费了九牛二虎之力。但是，说来说去还是怪自己。"小马的泪水逐渐溢满眼眶，"大公司竞争压力大，我觉得女人干吗那么辛苦，能混个位置就行了，重心还是得放在家庭上……"

"这个倒也没错，但是主次分明跟全然放弃还是两码事。好了，还是不说这个了。"我把桌上的纸巾盒往她推了推，"你的心脏有问题，不过，从你今天做的这些检查看，没发现什么原因。哎，你有没有吃过什么药？"

"我身体一直很好的，从不吃药。"马晨璐摇摇头说。

"噢……"我随口答应着，心里更加疑惑。

肺动脉高压，如果找不出原因，就只能归类为特发性肺动脉高压了。特发性肺动脉高压的治疗药物不但价格昂贵，而且不同人之间疗效差别很大。

我尽量不把沉重表露在脸上："小马，你肺动脉压力明显增高，必须进一步检查治疗。要不今天你先回去，把家里安顿一下，要么在本地看，再来我们医院也行。还有啊，有些事当断则断，否则越拖越麻烦。"我拍拍她瘦削的肩膀，"好了，有什么情况我们微信电话保持联系——这么瘦，我要是有你这么瘦就好了！"

"这个简单！"马晨璐终于展现出一丝笑意，"我最近吃了一种朋友推荐的减肥药，才吃了三个月，体重一下子减轻了二十多斤，效果特别好！"

我差点跳了起来："你吃减肥药！我刚才问你吃了什么药，你说从不吃药！"

"减肥药又不是药？"小马睁大眼睛不解地看着我。

世上万事皆有因缘关系。医学上所谓的"特发性"或"原发性"其实是我们目前的医学知识还不能清晰揭示其确切病因而已。就肺动脉高压而言，有一部分即为药物和毒素引起的病变。

肺动脉高压多见于女性。而引发肺动脉高压的常见诱因中，减肥药和口服避孕药不可小觑。若服用的减肥药成分中含有芬氟拉明，那么服用者的肺部血管会受到损害，患肺动脉高压的概率比普通人高23倍以上。因此，在服用减肥药时，需要翔实了解药物的组分，并咨询专业医生，而不是听从朋友的介绍擅自服用。此外，口服避孕药会改变女性体内的凝血机制，长期服用口服避孕药者，也有发生肺动脉高压的危险。

"你赶紧把这个减肥药停掉！"我气呼呼地说，"小马，每个人都只能在这个世上走一趟，生活归根结底还是自己的。你都多大年纪了，以色事人，这种苟且能维持多久？生老病死是无法抗拒的规律。男人如果能一起好好过日子，那最好，如果不能，咱自己也能过。干吗非盯着一棵歪脖树吊死？减肥隆胸能解决什么实质性问题？减肥隆胸要能解决问题，干脆让美容院替代法院得了！你别赔了夫人又折兵，家庭没挽回还弄出一身病！"

送走马晨璐，我气愤得实在没有心思做事。

这些年，我看到过很多因为家庭问题心烦意乱而来看心脏的女病人。我总结，无论长相、身材、教育程度还是经济条件，女人无论到了多大年纪都容易为情所困。

每个人的问题各不相同，但破解的套路却殊途同归，那就是女人得有属于自己的生活和爱好。有事业的女性相对于不工作的家庭妇女，更能坦然直面挫折和困难，相对不太会一根筋到底死钻牛角尖。所以，我经常劝解这些病人，有的放矢去学习绘画书法，哪怕跳跳广场舞也比一个人生闷气强；如果有些问题实在解决不了，不妨索性搁置一边，去徐家汇天主教堂坐坐。

这些话讲得多了，有一回，有个病人小心翼翼地问我："程医生，你是不是信耶稣，一边看病一边传教？"

我哈哈大笑，心里想，还好还好，你遇到的是我程医生，如果碰到了老三，那才叫惨。

老三有句名言，他建议所有心脏神经官能症的女病人都去找个情人，情感一经释放，立即人到病除！

4.5
好尴尬的肺动脉高压

又是门诊。

昨天想想不放心，跟马晨璐煲了一晚上电话粥。小马说她自己心里也想明白了，就是这个过程实在太难熬。

我说再难也得挨下去，别小看自己的能力。只要下定决心，离开那个渣男还能饿死不成。

跟小马励志了一晚上，自己也精神亢奋，索性又看了一会儿书。结果，今天起来腰酸背痛，眼睛都睁不开，早上一边往医院赶一边打哈欠。

每年的三四月份是就诊高峰，我强打起精神步入诊室开始一天的工作。可是，在这样病人摩肩接踵的情况下，有个人居然第三次挤进来，而且提出非常不符合诊疗常规的要求，我实在有些忍无可忍了。

他挂了我的专家号，希望随访心脏超声，看看他的肺动脉高压变化情况。

第一次，他跑进诊室问，像他这样上个月查出轻度肺动脉高压的情况，是否这个月检查能够恢复正常。

我说这个是完全有可能的，假如上次检查的时候恰好有感冒咳嗽，那么不咳嗽之后肺动脉压力能够恢复到正常范围。

但他立即说上个月没有咳嗽，那我说正常成人有一点点肺动脉压力升高不必紧张，应该不会有大问题。

第二次，他又跑了进来，说如果这次复诊还是肺动脉高压，能不能别在报告里面写，给他出一份正常检查报告行不行。我回答说当然不行，我们的检查结果必须实事求是，而且，你这个就是司空见惯的小问题，干吗如此纠结犹豫。

过了一小会儿，他居然第三次挤到我身边，说既然这次也有可能还是轻度肺动脉高压，那他不想检查了，要求退号。

我一下子火了，你没看到这里病人这么多，各种喧哗吵闹，我看病都来不及，你一会儿这样一会儿那样，你爱看不看！立即安排学生给他去退号。

大概是我讲话的声音拔高了一些，他有些不安，小声嘟囔了一句："不是我啦，主要是我妈非让我来看，她就是不放心！"然后，就要走出诊室。

我正准备看下一个病人，但转念一想，这个病人大概三十出头的样子，看上去清清爽爽知书达理，不像是不讲道理胡搅蛮缠的人，他的这点轻度肺动脉高压跟他老妈有什么关系呢？他有什么难言之隐吗？

想到这里，赶紧把他给叫了回来。他就开始原原本本解释了，说上个月偶然觉得胸闷，到我们医院看病，其他检查都没什么，就心脏超声做出来有个轻度肺动脉高压。结果他老妈每天都唠叨个不停，非让他再来看病。他实在没有办法，只好今天请假来了医院。但挂好号之后，忽然想到，如果检查出来还是轻度肺动脉高压，那又如何向老妈交代呢？所以，他反反复复咨询了三次，决定放弃检查了。

我看了他一眼，问了一个问题："结婚了吗？跟父母住在一起？"

他大概没有料到我会忽然问出这么一个风马牛不相及的问题，老老实实回答说："是的，跟我爸妈住在一起。"

"你上个月来检查，医生应该跟你解释过了，这点肺动脉高压不要紧的吧。"

"是的，"他点头承认，"我知道没事，但我妈就是不放心，她说在广播和电视里看到肺动脉高压是不治之症……"

我皱皱眉头，"这种报告，干吗让你妈看呢。"

"我没给她看啊，"他争辩，"她自己翻的。"

然后，我忽然问道："你太太跟你父母关系融洽吗？"

他腾地一下脸都有些红了："呃……这个……程医生你怎么知道的？"

"呵呵呵，"我神机妙算地说，"非常明显啊，第一，你生病了，不是你太太敦促你来看病，而是你老妈，这就说明你老妈在你们的家庭生活中扮演着非常重要的角色。第二，你太太为什么不担忧呢？你应该是跟她解释过了，这点肺动脉压力升高完全不要紧，她就理解了；无法接受的是你妈妈，她的全部注意力都在你身上，所以她无论如何也不放心，一次一次说，一次一次烦，你今天是实在没有办法才来看病的，对吗？"

他露出一丝羞涩的神情，点头说："是的。"

"嗯，"我说，"这就是明摆着的了么，你老妈能在这一件事上如此执着而且必须要你听她的，那么你们家的其他事情就可想而知了——话说回来，你都结婚了，理应由太太来照顾你的健康，而不是老妈，你老妈如此面面俱到，做媳妇的能满意吗？"

他低头不语，然后又说，"反正我如果今天做出来还是肺动脉高压，不晓得我妈会怎样呢，我索性就退号算了。"

我沉吟了一下，说："这样，你别退了，我给你想办法。"

再接下去的病人就是他。他的心脏结构和功能都没有问题，但是还有轻度肺动脉高压。检查完毕，我给他出具了一份心脏超声检查报告，详细描述了肺动脉的形态和肺动脉收缩压，但在结论中非常技巧性地写道：静息状态下超声心动图未见明显异常。然后告知他可以拿这份报告回去给他老妈交差，自己呢要戒烟，并且坚持早起早睡、饮食有度、加强锻炼的健康生活方式，不放心的话，可以隔半年到一年来随访，但应该不会有大问题。

他万分感谢地接过了检查报告，没料到我这个爱管闲事的医生的话还没讲完："你呀，回去想想看，古人说三十而立，你自己成家立业了，不是说不让老妈关心你，但是到了这个年龄，父母对有些事情应该适可而止，什么时候你来看病是太太陪着，或者是被太太敦促过来的，你大概就不会胸闷不适了！"

他自己都笑出声来，连连点头称是。

人体的血液循环分为体循环和肺循环。肺循环简而言之就是肺部的血液循环。肺有丰富的动脉、静脉和毛细血管网。全身各组织、器官的血液汇总流入右心室后流入肺部血管，并在肺泡部位进行气体交换。人的肺动脉系统就如同一棵大树，包括主干部分，然后分为左右两个主要分支，再往下则继续分为各级细小肺动脉分支，管径也逐渐变细。

正常人的肺血管对血流几乎没有阻力。但由于各种病变发生肺动脉高压时，肺部的阻力明显上升，血流严重受阻，血流不畅，从而使病人产生一系列呼吸困难、胸痛、头晕或晕厥、咯血等症状，严重者甚至导致右心衰竭，威胁生命健康。

各个年龄段都有可能受肺动脉高压的侵害。那么，到底哪些疾病容易诱发肺动脉高压呢？一是各种慢性呼吸道疾病，包括慢性阻塞性肺病等；二是先天性心脏病，尤其是未能及时手术治疗的病人；三是免疫性疾病，包括系统性红斑狼疮、硬皮病、类风湿、牛皮癣等；四是一些病毒感染性疾病；五是服用某些药物的人。因此，这些人如果出现不明原因的呼吸不畅、憋气等不适症状，值得高度警惕。

但是，对于大多数没有这些危险因素的人，偶然发现肺动脉压力稍有增高，完全不必担忧。

对于肺动脉高压的程度评估，有多种手段。目前应用最多的是采用心脏超声进行无创检测。认为心脏超声测定的成人正常肺动脉收缩压应该低于30mmHg，若大于40mmHg即为轻度肺动脉高压，大于50mmHg为中度肺动脉高压，超过70mmHg为重度肺动脉高压。

但超声测得的肺动脉收缩压仅仅作为临床参考值，绝大部分轻度肺动脉高压都不能说明什么问题；如超声测得的肺动脉压力明显增高，医生会根据病人的具体情况建议进一步行右心导管检查予以明确。

右心导管检查是诊断肺动脉高压的金标准，与心脏超声测得的结果基本一致，但并非完全吻合。譬如，相当一部分超声认为轻度肺动脉高压者，其右心导管检查完全正常。

此外，吸烟、空气质量不佳、咳嗽等，均会引起肺动脉压力轻度或中度升高，这种情况只要戒烟、改善环境条件、调理感冒等疾病，都能得到有效缓解，或者稳定在一定的水平上。这种轻度或中度的肺动脉高压，不会逐渐迅速恶化进展。如果实在不放心，可以每隔半年到一年随访一次心脏超声，如果肺动脉收缩压测值稳定不变，心里也就踏实了。

所以，虽然肺动脉高压是威胁人体健康的另一种高血压，其发病情况虽然不如高血压那么广泛，但是隐匿性强，误诊率高，值得引起大家的了解和重视。但不合并高危因素的轻度或中度肺动脉高压，实在没有必要过于担忧，杞人忧天。

还有一点值得提醒，非医学人士大多对正常值范围敬若神明。那么，医学正常值范围是怎样得出的呢？正常值的精确名称叫作"参考区间"。人有高低胖瘦，各项指标也不尽一致。所以，需要制定一个参考范围。简单举个例子，"参考区间"就好比募集100位正常人，测量他们的指标，然后掐头去尾择取当中95分位的数值，作为"参考区间"。

这样，就说明了两个问题：一，正常值其实囊括的是绝大部分正常人的测值，而非全部正常人的数据；二，有极少数人的测值虽然不在"参考范围"内，但他们并没有疾病。

在临床工作中，对于不在"参考范围"内的检测指标，医生一般会建议辅以其他检查或者随访其变化趋势。对于其他检测指标完全正常以及随访之后没有变化的人，完全不必因为一两个数值"不正常"而郁闷纠结。

4.6
心脏被气得鼓鼓的

马晨璐最终还是带着女儿选择离开。有时候,放手是让自己解脱。

她仍旧回到了原先的那家合资糖果公司上班。

梅子黄时日日雨,又是一个周五,小马来上海出差,我约她来随访肺动脉压力的情况。

她听从了我的建议,停服了减肥药,并在本地规范就诊。她的肺动脉压力正在逐步恢复正常,这次的测值已经降低到中度了。

我还是把她带到紫竹苑一起吃个简餐。

经历了变故的小马脸庞清瘦,但眉宇间却疏朗明亮。

"蕾蕾,上次我来找你的时候,是我人生中最黑暗的低谷。"小马淡淡地说。

"谁还没个起落沉浮呢?"我拿起她的碗给她舀汤,"你还记得我们老家有句俗语吗,就算丈夫有,也得伸伸手。一味地依赖和逃脱不是解决问题的办法。"

"是啊,我以前觉得又上班又带孩子太累了,其实,自己经历了才知道,歇在家里也非常累。一开始,他对我各种挑剔,说不上班饭也做不好,孩子也照顾不好,还是生病去医院。"

"别说了,"我把汤端给小马,"说到底,还是他变心了。就算你有不对的地方,也不至于搞到这种地步。不过,改变别人是很难的,唯一的办法就是改变自己,虽然也非常非常难。"

"是啊。"小马点头道。

"别担心,你现在肺动脉压力下来了,一切都会好起来的。你现在还胸闷吗?"我问。

"好多了。"马晨璐一边喝汤一边说,"现在做事多了想的少了,每天弄完小孩筋疲力尽倒头就睡，反而睡得好了。"

恼人的梅雨终于停歇了，初夏的阳光透过白色窗帘，映衬着小马依旧清丽的脸庞。

"小马，你还记得我们小时候放暑假瞒着大人去水塘玩吗？梅雨之后荷花就要开了，就能去水塘摸嫩藕吃了。"

马晨璐终于开心地笑了："是啊，有一次被你妈发现了，回去是不是一顿打？"我们老家芜湖是水乡，每年长江和湖泊里都会有小孩溺水，所以大人一般禁止小孩子自己去玩水。

"打倒没打，骂了好多天。"我说，"眼睛一眨，我们自己都是当年妈妈的年龄了。我小时候觉得四十岁的大人无所不知无所不晓，但是现在觉得自己还是跟从前一样，心里还是一个小孩子。"

"是啊，"小马点点头附和，"没想到心病对身体的影响这么大。"

"对呀。"我说，"现代医学的一大贡献，就是不再孤立隔离心理与躯体疾病改变之间的关联。根据统计，我国综合性医院的初诊病人中，有近1/3的病人所患的是与心理因素密切相关的躯体疾病。如果不关注他们的心理变化，只让他们接受躯体治疗，效果往往大打折扣。"

我看着小马继续说道："因为情绪不好胸闷胸痛还都是小儿科，还有人真的会气出心脏病呢。"

"真的？"小马来了兴趣。

"对呀。有一种心肌病变叫作应激性心脏病，这种心脏病多见于女性病人。往往有巨大精神刺激诱因，譬如亲人死亡、家庭暴力等，病人突发剧烈胸痛，持续时间较长，可达数小时，严重者甚至会昏迷，送到医院时往往会被诊断为急性心肌梗死呢。"

我看小马对这个话题饶有趣味，索性详细说了开来："现代医学研究已经证明，神经内分泌系统对整个人体的调节作用是超乎想象的。譬如，A型性格，即性格急躁、竞争意识强、长期处于高度紧张状态的人，罹患冠心病的概率大大增加。这是因为人体有两套神经系统，分别为交感神经和副交感神经，这两种神经系统在大脑中枢的领导调控下，相互牵制，达到平衡，人体才能处于健康状态。如果长期处于应激状态，人体神经内分泌失调，交感神经功能亢进，会造成一系列异常。在这些疾病中，应激性心肌病是最直观、最典型的一种应激性心脏病变。

"人体心脏大致就跟自己的拳头那么大，"我把自己的两个手掌弯曲对拢，"其中，对维持全身血液循环最为关键的就是左心室。左心室的形态上宽下窄，心尖部类似一个圆锥体，顾名思义，心尖心尖就得'尖'，如果心尖部圆钝，那往往是病理改变，最常见的心尖不'尖'，就是冠心病心肌缺血后，心肌运动功能障碍，同时不能维持正常的圆锥形的生理形态。"

"而发生应激性心脏病时，病人的左心室心尖部膨大，左心室正常的上宽下窄形态变成心尖部球囊样增大的哑铃状改变，同时伴有左心功能下降。总体临床表现与冠心病、急性心肌梗死很难区分。不过，冠状动脉造影未发现明显冠状动脉狭窄，以及起病前有剧烈情绪波动，这两点是确诊的关键。经过休养、营养心肌等措施后，病人的受损心肌的收缩功能够很快恢复，这也是这种疾病与心肌梗死的另一大不同之处，病人可以在数周或数月完全恢复至正常生理状态。"

"真的啊，那么我们说气得鼓鼓的还真形象，心脏还真的能被气得鼓鼓的呢！"小马终于开怀大笑起来。

"对的，所以我干这行虽然都快累成狗了，但还是挺喜欢的，因为有趣。"我发自内心地对小马说，"青青陵上柏，磊磊涧中石。人生天地间，忽如远行客。我们每个人都是时光过客，无论既往发生过什么，今后的路还是得愉快地走过。"

"哈哈，你这个文青，到现在一点都没变。"小马说。

"哪里还是文艺青年，早就是文艺中年了好哇！"我说，"不过，烦躁疲倦的时候读读书，背背诗词，确实能调节心境，缓和情绪。"

我正准备把我事先精心烹调的一大锅鸡汤对着小马慢慢灌输，手机响了。

吴冬梅再次跟我确认，这个周末一定去看她的舞蹈表演。

我说风雨无阻，而且是带着Happy一起去。

4.7
世界是自己的

吴冬梅第一次来找我看病的时候，我从她的口音辨别出我们应该是老乡。再看她病历卡上的信息，还真是的。

吴冬梅是一位大学老师，教的是我毫无概念且无法企及的航海专业。

她也是在上海上学，然后留在上海工作。家庭也挺美满，一家三口其乐融融。

可惜的是，就当家庭和事业双双进入平稳期的时候，她查出来有系统性红斑狼疮。

系统性红斑狼疮是自身免疫性疾病的一种常见类型，多见于青壮年女性，男女比例为1：7~9。

吴冬梅的狼疮体征不是非常明显，一般典型的红斑狼疮病人的两侧颧骨处会表现出特征性的红斑，形似蝴蝶。她的脸蛋白白净净的，很难看出病变。

但是，她有少量的心包积液和轻度肺动脉高压。

对于正常人，轻度至中度肺动脉高压不是什么大事。但对于罹患自身免疫性疾病系统性红斑狼疮的病人，肺动脉压力的轻微变动却会引起明显的憋闷感，提示着病情进展。

所以，她定期来随访她的肺动脉压力和心包积液情况。

看过几次病熟悉之后，吴冬梅开始混用语言，有时候说普通话，有时候带几个家乡词汇，有时候讲上海话。

吴冬梅虽然讲普通话带点芜湖口音，但她的上海话却十分熟练正宗。

上海话属于吴语，对于外地人来说，是挺难学得像的。很多外地人在上海生活了一辈子，能听却不会说。但是，上海话是海派文化的一部分，如果要真正融入这里的生活，能毫无障碍地讲这门方言，在生活中还是非常有用的。

我就问她，你一个海事大学的老师，也不太有经常跟上海本地居民打交道的机会，怎么会把上海话练得这么溜呢？

她说："只要功夫深，铁杵磨成针。据说，只要专心致志，倾注七年时间，就能从无到有掌握一门全新的技能。我们上大学的时候，上海其实是排斥外地人的。不是有种说法吗，北京人看谁都是部下，上海人看哪都是乡下。我那时候就特别想学上海话。"

"可是一开始的时候遭遇了很多困难。我们宿舍那时候一间屋子住六个女孩子，三个上海本地的，三个外地的。我刚开口讲上海话的时候，有个上海室友说，拜托你别讲了，你讲的我鸡皮疙瘩都冒出来了！"

"我坚持了几个月，闹了很多笑话，觉得挺不住了，想打退堂鼓。最搞笑的一次是乘电梯，电梯门一打开，我看人都满了，就想说：吖，噶西杜宁（这么多人）！结果舌头一哆嗦，喊出来的是：吖，嘎杜西宁（这么多死人）！"（西这个发音，在沪语中有时是个语气助词，有时候是"死"的意思）

我听了捧腹大笑，实在无法想象那满满一电梯人当时听到吴冬梅的洋泾浜上海话时的表情！

"那你后来怎么练习成功的呢？"我好奇地问。

"最后，就是那个让我别说上海话的室友给我打了强心针。有一回，她带我去她家玩。我们从学校出发的时候，她忽然关照我，说你到了我家别说上海话，我爷爷奶奶不让我跟外地人玩。我当时就像被电了一下。我们平时相处关系很好，就像姐妹一样。我也知道她讲这句话是无心的。但是，我却受了刺激，发誓一定要讲好上海话。"

"然后就卧薪尝胆了？"我说。

"其实不用那么辛苦，学语言就是多开口多练习就行了。"吴冬梅轻描淡写地说，"任何事情都是认知、接受和学习，按部就班进行，天大的事情也能迎刃而解。"

吴冬梅心里是这么想的，也是这么身体力行的。

刚刚发现系统性红斑狼疮的时候，她的心情消沉了小半年。正值青春韶华，却得了这种无法治愈的疾病。但后来也想开了，人生在世总有这样那样的波折，"狼疮虽然痛苦，但到你们医院看病的时候，看到那么多人的病情比我糟多了，就觉得自己比上不足，比下还有余的很呢。"吴冬梅说，"尤其是看到那些严重的肺动脉高压病友，真是太痛苦了，我就觉得上帝还是挺爱我的。"

对于免疫性疾病患者，除了药物治疗之外，保持心情开朗也是恢复健康的重要手段。

对于这些病人，我总是拿吴冬梅举例。

她说度过最初对疾病的紧张惶恐之后，愈发认识到人生的时间是多么宝贵。她给自己列了一个清单，清单上罗列了自己一直想做却因为时间等因素迄今未能实施的计划。其中一项，就是跳拉丁舞。

拉丁舞的风格极强，是竞技舞蹈的一种。刚开始学习的时候，她找我商量拿主意，像她这种情况能否耐受。

我说虽然狼疮病人应避免过劳，但你的一般情况都还挺稳定的，肺动脉压力也不高。既然想学，不妨试试看，人的耐受能力是一种非常微妙的事情，并不是医生能说了算的。还有一个原因，如果你现在不学，可能以后再也没有机会了，毕竟这是个无法痊愈的疾病，无论怎样保养，今后的病情还是会不断发展演变。

吴冬梅就这样抱着尝试的心态报名了拉丁舞学习。到现在已经两年了。这期间，她的病情有过反复，但总体有惊无险，经过两年的训练，这个周末有个拉丁舞汇报演出，一个多月前就跟我说一定要去看她跳舞。

我一边吃饭，一边跟马晨璐讲了吴冬梅的故事。

小马说，这次出差原计划就是后天回去，她明天抓紧时间办事，晚上要跟我们一起去。

周六，连绵一个星期的绵绵梅雨终于停了，我带着Happy和小马去看表演。

拉丁舞热情奔放，吴冬梅不是领舞，但她穿着大摆火红裙子，在舞台灯光的照耀下，艳光四射，魅力无可抵挡。我相信，在场的观众，在报以热烈掌声的同时，绝不会想到，其中有一位舞者是身患红斑狼疮的病人。

表演结束，我们在剧场门口等候卸妆之后的吴冬梅。

换上便装的吴冬梅素面朝天，朝着我们渐渐走来。陪伴一旁的还有她的先生和孩子。

闲聊中，吴冬梅淡淡地说起，一开始生病的时候，也曾天天以泪洗面、怨天尤人。但现在回头去看自己一路走过来的脚步，那些痛楚在不知不觉中已经烟消云散，留下的都是那些灿烂温暖的片段。孩子稚嫩的问候，家人体贴的照顾，病友的相互鼓励，以及自己在挣扎之后的绽放。"我以前总是不能理解，干吗这么倒霉的疾病发生在我身上；但现在觉得，重要的不是命运本身，而是我要以怎样的态度去面对去抗衡。"吴冬梅眼神坚定地说。

依依不舍之后，我跟马晨璐在街口等候出租车。晕黄的路灯灯光下，我牵着Happy的小手。

吴冬梅已经挥手而去，就像流淌在星空的气流，冲撞着瑰丽的上海夜色。

CHAPTER 5

心脏自带发电机

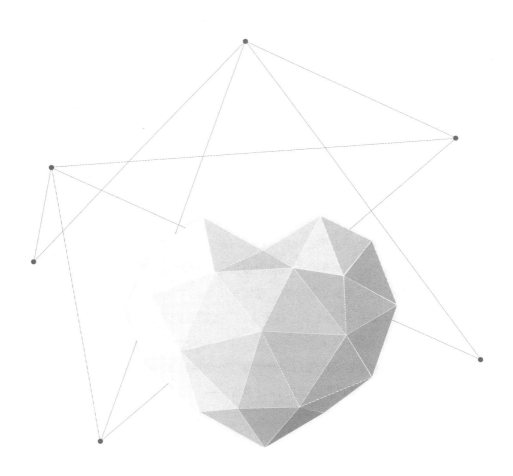

5.1
三七粉不是万能的

Happy上小学时班级里有三个特别要好的小姑娘，四个人自封为"四大美女"。

现今只要孩子上学，家长立马微信建群抱团取暖。人到中年，基本都跟着孩子混朋友圈。在孩子们打闹嬉戏的同时，父母也迅速变成了无所不谈的好友。

咱群中发言最积极的活跃分子，当属叶爸。

叶爸者，顾名思义，是小叶子的爸爸。小学五年，我们看着小叶子从一个超萌的小女孩逐渐变得亭亭玉立；另外的一大收获，就是对叶爸由相识到相知，咱群大人们平淡沉闷辛苦操劳的人生，因为叶爸的存在而流光溢彩。

叶爸是位IT男，他的自称很多，譬如"程序猿"啊、"IT民工"啊诸如此类不一枚举。经常在夜半三更独自在办公室加班或值班的时候，发布各种各样的链接、牢骚、评议、表扬群内某人、进行自我褒奖，让其他各色人等早上醒来眼睛一睁就因看到他的留言而摩拳擦掌兴奋不已，牙不刷脸不洗头不梳就忍不住回复发言，或者吹捧附和（其余爸爸们），或者针砭批评（他太太余明薇对他的自我标榜），或者反击报复（因叶爸言论躺枪者，譬如郑小润叱咤商海的老妈方老板）。

除了每天茶余饭后在微信群里闹腾，咱群还时不时呼朋唤友浩浩荡荡吃喝玩乐，孩子玩孩子的，大人无所不谈。

这个礼拜六是叶爸的生日。叶爸提前一个月就发放通知，大人敬请调换出差加班时间，小孩一律取消晚上的补习课程——一个都不能少；并且每家都不许开车——不醉不归！

我等大小纷纷积极表态响应，老刘甚至取消了去外地会诊的计划，改为请同事代替前往。我们这四个家庭共同经历了孩子小学五年的风风雨雨，彼此之间的友谊可谓情比金坚，宛如手足。这可是"完美的叶爸"过生日，岂能等闲视之！

"完美的叶爸"是小叶子爸爸新近修改的微信昵称。

周六那天，天气是难得的蓝天白云，傍晚时分，打浦桥行人如织，春风即将又绿黄浦江岸，一切都无可挑剔。

我们一家三口正走上商场的自动扶梯，忽然听到有人在喊我的名字。

我回头搜寻，哎呀，张文和杨指导正拉着他们家的宝贝儿子冲我招手，旁边还跟着杨指导的老爸。看样子小孩子都是野生型的，周末得空，想方设法都要带他们出来透透风。

张文拉住我说："正好遇到你，原本打算吃完饭回家打你电话的。"

我迅速瞅了她一眼："看你唇红齿白的，有啥问题？"

张文牵着我向前走了几步，小声说："还不是我那个顽固的公公。他一直房颤，却不肯验血吃华法林，你不是以前让他吃阿司匹林，前两年改吃达比加群吗？"

"对呀。"我盯着张文，"他吃达比加群，能预防卒中，又不用一直验血，效果也比阿司匹林好。房颤是老年人非常常见的心律失常，不用担心。"

"哎哟，你不跟老人同住，不知道有多麻烦。"张文稍微有些烦躁地捋了捋额头上的头发，"老人一辈子住在乡下，节约到抠门。达比加群不是挺贵的嘛，他心里不自在。小区里有人跟他讲，中药三七粉还有银杏叶都能活血化瘀，还不像西药有这样那样的副作用，他回家就闹腾开了，不肯吃达比加群，非得去药店买三七粉吃！"

我看了张文一眼："那可不行，活血化瘀类中成药只能作为抗凝血的辅助药品使用，你公公是个老房颤，只吃三七粉怎么行！"

张文拉住我："麻烦你跟他讲讲，我跟杨指导都没辙了！"

走在后面的杨指导大概也猜到张文在跟我讨论什么，四平八稳的国字脸上露出了求助的目光。

这种关键时刻，舍程医生其谁？我让老刘带着Happy先去自助餐厅跟其余三家人会合，自己跟杨指导父亲直奔主题。

不少中成药，譬如三七舒通胶囊、血塞通分散片、丹参滴丸、银杏叶含片等，确实具备活血化瘀、活络通脉的功效，在一定程度上可对抗血小板聚集，在临床上用于改善微循环和降低全血黏度，容易被中老年病人接受。

但是，这些中成药一般建议作为抗凝的辅助药品。因为中成药的活性成分含量难以统一，且跟正规药物相比，其作用相对较弱。所以，对于心房颤动，还是要正规服用抗凝药物，如果擅自停药改服三七粉等，效果无法保证，万一卒中偏瘫了，孙子可就没人带了！

程医生的话显然比张经理和杨指导更权威，老先生听得连连点头。

我趁热打铁："除此之外，还需要注意，虽然活血化瘀类中成药为抗凝血辅助药品，但毕竟也是药，而不是一般的保健品。因此，您吃着达比加群，就不能擅自加用活血化瘀中成药，否则可能发生出血副作用噢！"

就当我想就抗凝和抗血小板药物进一步乘胜追击的时候，方老板来电："你怎么还没到？出状况了！"

5.2
小呆的身世

我赶紧跟张文一家道别，大步流星跑进自助餐厅。

这家自助餐厅是我开辟的"根据地"之一，够水平上档次，不但两大溜中外美食琳琅满目，而且餐厅中央还有一支小乐队，一位穿着亮片礼服的女歌手正在浅吟低唱《Yesterday Once More》，气氛小资得一塌糊涂。

但我实在没有心情关心美食美景，直接跑到咱群餐桌，刚好小叶子拿了一盘食物回到座位上。

　　我眼睛环顾左右，嘴里问着小叶子："你老妈呢？"

　　方老板扯了我一下："明薇有事，没来。"

　　我心里咯噔了一下。

　　叶爸如此大张声势地宴请大家，余明薇居然不出席？完了，这两口子又磕上了！

　　夫妻相处，总有矛盾。咱群情同手足，谁家吵架红脸了，都拿到群里请大伙儿评评理，久而久之变成了一种极其有效的疏导方式。

　　话说小叶子的爸妈，也就是叶爸跟余明薇，那真是小摩小擦不断，但每次都是雷声大雨点小，都是些类似余明薇控诉情人节叶爸不给她买礼物之类的无伤大雅的小事。

　　我们虽然觉得IT男叶爸脾气耿直顽固不懂变通，但他总体来说还是个不错的男人。叶爸能颇具先见之明地在寸土寸金的上海滩购置两套住房，一套三房自住一套两房出租，而且每次装修皆亲力亲为，就已经甩开很多男人几个街区了！

　　不过，看样子这次闹腾不会是没送花没送礼物这么简单。都这会儿了，余明薇还不亮相，明摆着是跟叶爸对抗到底呢！

　　我刚想向方老板打探，叶爸端着盘子和饮料回来了。

　　方老板朝我使了个眼色，故作轻松地大声说："刚才讲到哪里了？"

　　郑小润叉起一块牛排说："刚才讲到你的糗事呗！"

　　"噢！对！"方老板拿起餐巾擦了擦嘴，"我不是得操心我们公司的年会吗？就让下面的项目经理去操办，那个小伙子做好计划拿给我看，我当即把他熊了一顿！"

　　"为啥？"嘟爸扬起他那标志性的大脑袋发问。

　　"因为，他居然把公司年会安排在海拉尔！"方老板一拍桌子。

　　"你们公司全国年会不是每次都换地方的吗，海拉尔怎么啦？"Apple的妈妈于钦听不懂了。

　　"我质问他，"方老板喝了一口橙汁，"三令五申不许去国外开会，你怎么能把这么多人参加的公司年会安排在什么海拉尔呢？这个海拉尔是在欧洲还是

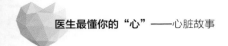

北美?"

听了方老板字正腔圆的这一番话,全桌人不管大小全部捧腹大笑,郑小润更是睚眦她老妈,哼哼唧唧用鼻子出气:"哎哟,连我都知道海拉尔在美丽的内蒙古大草原!"

经过方老板的一番自嘲,气氛总算稍微活跃了些。

我扯了方老板一下,想喊她以拿食物为由,问个究竟。Happy不知趣地凑了过来:"老妈,你猜小呆正在干什么?"她兴高采烈地把她的手机递给我。

屏幕上,小呆圆睁着两只大眼睛,紧紧抿住的嘴巴透露出一丝不达目的誓不罢休的表情。

"我不知道呀。别看手机了,先吃饭!"我继续在座位下扯方老板。

"不行!你还没回答我的问题呢!"Happy撅起嘴巴,"你就猜一猜嘛?"

"我哪知道小呆在干吗?"我拉着方老板站起来,"快吃!妈妈先去拿吃的!"

"算了,你这个人最无趣了,它在认真拉嗯嗯!"Happy悻悻地说。

"又是永乐哥哥发给你的吧?手机尽量少看!"我把Happy的手机夺了下来。

没想到方老板的好奇心被吊了起来:"这只小狗是谁家的?"

"是永乐哥哥养的!今天不但是叶爸的生日,也是小呆的生日!"Happy兴奋地握起两只小拳头。

作为一个爸爸是医生、妈妈也是医生,而且家里没有老人同住的小孩,Happy最为熟悉的社会机构就是医院了。小学生下午放学早,三点钟就下课了,她机智无比的老妈麻烦医院的一位电梯工阿姨每天把她接到医院办公室自己做作业,然后等老妈下班一同回家。有时候我周末加班做实验,也得把这个小油瓶给拖着。所以,Happy可以说是一个在医院长大的小孩。

而小呆,是一只在医院意外出生的小狗。

我三言两语介绍了小呆的身世,于钦拿过Happy的手机琢磨起来:"你们中山医院怎么还养狗下崽呀?"

5.3
心脏起搏器那点事

"说来话长。"我解释道，"我前面在做一个三腔起搏器的动物实验，做实验的时候有一只狗莫名其妙怀孕了，出于狗道主义考虑，只好让它把小狗生下来。"

"莫名其妙怀孕？"大家被这句话逗乐了。

"是莫名其妙啊！"看样子我跟方老板一时半会儿走不开了，我只好重新坐下，"大型医院的中心实验室动物房都有专人管理，饲养制度非常严格，尤其像小型猪、比格犬之类的大动物，必须雌雄分开。因为实验进程中一旦怀孕，不但会延误研究时间，还会影响实验数据的客观性和准确性。"

"噢，那倒确实挺奇怪的。"不学医的人，总是对医院充满了好奇。这不，于钦的胃口被充分吊了起来。

我们几个人继续有问有答，但其实各自都在悄悄地观察叶爸。

叶爸貌似若无其事稳如泰山："三腔起搏器？我有个同事心跳特别慢，经常会晕倒，后来心脏装了起搏器，就是那玩意儿吗？"

"那你同事应该是严重的缓慢型心律失常，所以必须装起搏器。"我对叶爸说，"不过，我带着我们那个博士研究生做的这批动物实验，不是研究心动过缓的。"

"那你们是研究啥的？"叶爸问，"起搏器治疗的心脏病难道还不一样吗？"

心脏与人体其他脏器相比，最为显而易见的一个特点就是自律性。自从母体受孕形成胚胎，仅仅一个月，心脏就开始了有节奏的跳动。心脏的有规律搏动不受大脑主观意识的直接控制，因为它自带"发电机"和"电线环路"。每个人来到这个世界上，心脏都自带一台小小的生物发电机——窦房结，这个发电机每时每刻都能自动发生电脉冲，发放的生物电刺激通过一整套电路上传下达，依次使心房肌和心室肌有序激动并收缩，从而使得心脏有规律地搏动。这一次又一次搏动，是人体健康旋律的最基本鼓点。

但是，心脏自身的"发电机"和"线路"会由于各种原因发生发电机消极怠工或者电路障碍，譬如病态窦房结综合征、完全性房室传导阻滞等。

心脏是维持生命的重要脏器，人可以不睁眼、不走路、不说话，但心脏千万不能停跳。所以，一旦心脏的生物电路系统出现危及生命的障碍，就得人为修复。

目前，人为修复心脏电路系统的最常见和最有效方法就是植入人工心脏起搏器。

心脏起搏器是一种植入人体内的电子治疗仪器，这种电子治疗仪器主要由两部分组成，一部分是带电池的发电机，用于给心脏发放人工电刺激；另一部分就是将这个人工电刺激传递给心肌的电极导线。概而言之，起搏器就是心脏本身电路系统的"备胎"。

对于心跳极度缓慢或者心脏里的电路阻断的病人，人工心脏起搏器能为他们鞍前马后严防死守，保障生命安全。

"噢。"嘟爸眨了眨眼睛，"懂了，人工心脏起搏器的作用就是帮助维持心跳。那你怎么说你研究的不是治疗这个的呢？"

"因为我研究的是三腔起搏器呀。"我对叶爸说。

叶爸IT男的轴劲儿上来了："啥叫三腔？你们这起搏器难道是空心的吗？"

叶爸还真问到点子上了，对于老百姓，这个几腔确实不容易理解。

自从1958年世界上第一台心脏起搏器在瑞典问世，60年来，起搏器功能日趋完善。现在，临床上常规植入的人工心脏起搏器种类繁多，大致可以分为单腔起搏器、双腔起搏器和三腔起搏器。所谓单腔、双腔和三腔，指的是分别有一根、两根或三根电极导线插入心脏、激动相应数目的心房及（或）心室。

单腔起搏器目前应用相对较少，和双腔起搏器一样，主要针对的是缓慢型心律失常、心脏停搏等。这两种起搏器如果检测到心脏在一定时间范围内未能自行发放电脉冲，就会及时放电，发送人工电脉冲，刺激心肌发生搏动。

科技不停向前发展。虽然人工心脏起搏器植入手术已经成为治疗心脏疾病的常规手术，成千上万的起搏器默默守护着多种心律失常性疾病患者，但对于起搏器研制的步伐从来没有停歇过。

因为，再好的人工装置，也只是在尽量模仿心脏原本的生理功能。

激发心脏的搏动，不是说给它一个电刺激，心肌收缩一下就完事了；心肌按照怎样的顺序收缩，左心室和右心室怎样协同收缩，这里面的学问可大了。

心脏三腔起搏器是最近涌现的新方法。这种起搏器针对的是重度心力衰竭患者。

心力衰竭可以说是各种严重心血管疾病的"殊途同归"。有一部分心功能严重减退的病人，他们的心肌收缩不同步，好比一支军队，每个人都是老弱病残，行军速度超级缓慢。虽然这些军人已经孱弱到无药可救的地步，但还有一个办法能让他们的力量提升一些，那就是调整他们的纪律性。如果他们能够齐心协力劲往一处使，那么多少也会提升一些战斗力。

三腔起搏器干的就是这个活，这种起搏器在心脏里插入三个电极，能达到心肌同步收缩的目的，从而增强心功能。

但是，当前植入三腔起搏器的病人，术后总有约三分之一疗效欠佳。这就需要我们在术前制定更为详尽和敏感的诊断标准，筛选更为合适的病人进行手术治疗。

这就是我跟永乐做这次动物实验的目的。先把比格犬制作成心力衰竭模型，然后植入三腔起搏器，在术前和术后研究各种参数的变化。

我索性把前因后果详细解说了一番，叶爸竖起了大拇指，说："想不到心脏起搏器，有这么多学问！"

我对他的赞叹受之泰然："那是！心脏起搏器这一块活儿可专了！所以，如果要植入心脏起搏器，就得注意，知名医院的大专科往往分工细致，比如我们医院心内科的医生就分别专攻冠状动脉粥样硬化、心律失常、高血压、心肌病等等。即便是心律失常组，医生对于心房颤动和植入起搏器方面也各司其职。因此，前往医院就诊之前，最好能先在网页上查询对于不同亚专科疾病特别擅长的专家。大型医院都有官方网页，上面会详细罗列出诊专家的特长。如果是中老年病人，不会查询网页，也不要紧，大医院的门诊大厅都设有预检台，预检台和挂号窗口的老师都对本

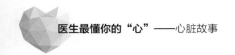

院专家知根知底，向他们询问请教，也能有针对性地挂上特定专家的号。"

洋洋洒洒一大篇讲得我口干舌燥，我刚想喝口柠檬水，于钦拍了我一巴掌："哎，你赶紧说说那只小狗是怎么回事？"

5.4
扑朔迷离的孕事

"Apple妈妈，你是问小呆吗？我知道！小呆是永乐哥哥养的大狗生的！它还有五个哥哥姐姐！"Happy一听到于钦问起小狗，立马兴致勃勃。

因为是我们自己带大的Happy，周末我要做实验的时候，如果恰逢老刘值班，就只能把这个小油瓶也一起带过去，跟着大家一起混盒饭吃。

我们医院的动物实验室一到周末就人声鼎沸、灯火通明，各种实验轮番上马，小到小白鼠、大白鼠、日本长耳兔，大到狗呀猪呀一应俱全。

每只动物都有科学严谨的编号。Happy有一回跟着我在动物房待了一会儿，从此心心念念无法忘怀："老妈，你说你太忙了，我们家不能养宠物，那你在你们医院动物房给我养一笼大白鼠，然后跟那些哥哥姐姐一样，在笼子上也贴一张纸片写上：大白鼠，10只，心研所，Happy。行不行啊？"——这样的要求当然被无情拒绝，所以，Happy对于拥有多达26只比格犬的永乐哥哥无比羡慕崇拜。

永乐也的确对他的这批博士毕业课题实验用犬格外关心爱护。除了动物房的常规饲养之外，暖男永乐还经常买点火腿肠，去给他的狗狗们加餐。

狗是非常聪明的动物，送过几次火腿肠之后，只要永乐捂着白大衣口袋跑去动物房，他的狗狗们就闻风而动、群情激昂，此起彼伏狂吠不已。

就在一次加餐的时候，永乐发现17号腹部膨隆，行动迟缓。他一开始还以为

17号生病了，去请教动物房老师，得到的答案宛如晴天霹雳，炸得我跟永乐张口结舌：17号怀孕了！

因为17号意外怀孕，我几乎连续两天失眠。这一只比格犬的实验步骤延后还是小事，想想办法还能调整；更重要的是，如果找不出17号怀孕的原因，万一再发生这样的情况，延误永乐的博士研究生毕业答辩可就麻烦了！但是，以我院中心实验室严格的管理制度，我想破脑袋也弄不明白17号是怎么受孕的。

"那最后原因找出来了吗？"方老板帮我把柠檬水倒满。

"原因是找出来了，不过我为此付出了惨重的代价！"我一口气喝了半杯，继续跟大家倾诉。

我跟永乐百思不得其解地讨论了两个礼拜，也没厘清头绪。

又到了随访动物的时间。那个礼拜天的实验做得异常顺利，我跟永乐分头收拾器械，准备早早收工。

正当我拔除动物手术台上比格犬下肢的静脉留置针的时候，眼角忽然瞥到门口狗笼里刚才做完实验的两只狗已经苏醒，正在互相打闹。

我的脑海里一道电光石火闪过——那两只狗正好是一雌一雄！就在那一刹那，事实真相水落石出，原来是做完实验的狗苏醒之后，在短暂的被装入狗笼送回动物房的过程中，它们分秒必争地抓紧时间，孕育了新生命！

"哈哈哈哈哈！"大家笑倒一片。

我很不满意地瞅着这帮家伙："所以，在科学研究过程中总会出现这样那样的意外，做实验真的很难很辛苦，你们知道吗？如果实验动物死亡，那代价就更大了，比方我们的比格犬，植入心脏的三腔起搏器要八万块呢，有一次死了一只，永乐哀恸地半夜抱着他的狗痛哭不止！"

方老板好不容易止住笑，没心没肺地对我说："你们的17号只是怀孕，又没死，你刚才说什么惨重代价！"

我马上捋胳臂给她现身说法："还不够惨重啊？我为此去打了狂犬病疫苗！"

那次虽然机缘凑巧发现了17号怀孕的原因，但我却因为分神，被从狗身上拔除的针头误扎到了。

"狂犬病潜伏期很长的，说不定再过十年Happy上大学离开我们了才发作，我总不能等到那时候在家里追着老刘乱咬，还是打疫苗放心些。"我轻描淡写地说，一鼓作气把剩下的半杯柠檬水干完，迎面碰上于钦惊恐的目光，我冲她笑笑说，"哎哟，被针头误扎这种情况在医生身上司空见惯啦，医生工作时经常会发生这样那样的突发事件。我做动物实验被针扎只能算小儿科，外科医生在手术过程中如果手被割破、刺破，被携带乙肝病毒甚至艾滋病病毒的病人感染，那才叫诉苦无门！"

"啧啧啧，当医生的确伟大！"叶爸举杯向我致敬，"不过，心脏里的电路毕竟是肉长的，发生故障的时候如果不装起搏器，吃什么保健品可以保养呢？"

"不行不行不行！需要装起搏器的人，吃啥都没用，啥长白山人参、阿拉斯加深海鱼油、西藏冬虫夏草都不行！"我连连摆手，"不但补品没用，加强锻炼或者天天不上班养着也没用！心脏跳得快，我们有很多办法帮它降速；但跳得慢，医生目前能提供的最有效的方法就是装起搏器。你想想，如果能有药吃，那造起搏器的医疗器械公司还不都倒闭了！"

植入人工心脏起搏器有非常严格的医学指征，也就是说，医生会综合分析你的疾病表现、心电图变化以及合并疾病情况，做出慎重的建议。如果医生建议你植入起搏器，那么一般来说病情已经较为危重。在这种情况下，没有什么补品或者灵丹妙药能够替代起搏器对心脏的保护。

"你们那个三腔起搏器那么高大上，那我同事要是装三腔起搏器会不会更好？"嘟爸的性格一向是打破砂锅问到底。

"这个问题么，依然是老生常谈，没有最好的，只有最适合你的。医生会根据你的具体病情，结合你的经济条件量身定做，并非最贵的就最适合你的心脏。你那个同事，我基本能肯定是个心动过缓患者，双腔起搏器足够了，他又不是心功能不好，植入三腔起搏器岂不是牛头不对马嘴！"

"我也要提问！"于钦举手示意，"蕾蕾，你不是说心脏起搏器就是给心脏装一个人工小型发电机吗，那要是人工起搏器的电用完了，是不是还得做手术重新装一个？

"Apple妈妈，你这个问题多虑啦！噢，往心脏里植入人工装置，你以为是往篮子里装Apple呀，吃掉一个再装一个？人工心脏起搏器的电极导线插入心脏，带电池的发电机常规埋藏在胸壁锁骨部位的皮肤下面，电池耗竭时，大多数只需调换这个部分即可。"

"人真的是太聪明了！"叶爸赞叹说，"啥办法都能想得出来。"

我眼睛一转，目光迅速跟方老板对接一秒钟："哎，叶爸，你家余明薇最近早搏怎么样了？我就是那次去打狂犬病疫苗的时候，发现明薇有心脏早搏的！"

"明薇生病了？"其余人齐刷刷把头转向我。

5.5
心脏早搏很常见

那次被误扎之后，我思来想去，还是跑去徐汇区中心医院去打狂犬病疫苗。

第二天，周一上午，我在防保科办完手续，急急忙忙拦了出租车，跑到位于淮海西路的徐汇区中心医院。

徐汇区中心医院的疫苗注射室位于门诊大楼旁边的一座孤零零的小平房里。那天天气晴朗，筋疲力尽的我捂着被误扎的左手，非常可怜地坐在椅上等候打预防针。淮海西路灯红酒绿，高档商场鳞次栉比。看着徐中心院墙外面摩天大楼的玻璃幕墙，我的内心无限感慨，虽然身处全中国最繁华热闹的都市，我却每天两点一线在医院和住家之间往返奔波忙碌。这座国际大都市的风云变幻时刻发生在身边，却遥远得仿佛是另外一个世界。

正好轮到我的时候，手机响了。

余明薇带着哭腔："蕾蕾，我不行了！我是不是快死了！"

我一边伸出左手臂打针，一边歪着脑袋夹着手机问："怎么动不动就死不死的？我昨天做动物实验，结束的时候要处死动物都费劲得要命，哪那么容易死？"

"是真的！一点都不夸张！"余明薇悲伤哀怨，"我这几天浑身软绵绵地没有力气，隔不了一会儿心脏又跳得很快很快，都快从嗓子眼里蹦出来了！"

她紧接着又补充道："人不能活动，一用力气心脏就乱跳，啥事都干不了！"

注射疫苗的护士老师眼疾手快给我打完了针，我用右手摁住棉球，继续歪着脑袋夹着手机问她："没事——你前面感冒过吗？拉肚子过吗？"

"嗯，"余明薇在电话那端说，"上上个礼拜感冒过，不过感冒已经好了呀！"

"那多数是个早搏，跟感冒有关系的。"我说，"你在哪里？我半个小时后回医院，你要不也过去让我看看？"

"行！"余明薇应答道。

等我回到医院，余明薇应约而至。

余明薇与我年纪相仿，我们从最初在孩子一年级家长会上挤一张课桌开始，逐渐熟悉并深交。

我刚坐下，余明薇推门进来了。这位外企白领临阵不乱，耳环和项链依旧一丝不苟成套佩戴。不过确实面色萎黄枯槁，精神看上去也没有平常那么抖擞。

我直截了当地说："坐过来点，我先听一下。"

给余明薇听诊之后，我的心里更加有数了："去做个心电图吧，就是个心脏早搏。"

"心脏早搏？那是啥？"余明薇的眼睛瞪得更大了。

正常人体的心跳规律整齐，但有些情况下会发生过早搏动，简称为早搏，全称叫心脏期前收缩。实际上，心脏除了"发电机"窦房结能发放生物电脉冲刺激之外，电线环路上的其他位点也能发电，好比是除了窦房结这个"发电机"之外，还有好些个"应急备用发电机"。只是，在健康状态下这些"应急备用发电机"的发电冲动都被窦房结给抑制了。

唯有窦房结发放的生物电刺激按照顺序传导，才能保持心脏正常活动，如果这个先后次序被打乱，各级发电机乱抢跑道，心脏虽然也能搏动，但会丧失规律，影响心脏射血功能。

那么，既然只有窦房结充当发电机，才能维持心脏的正常功能，那为什么心脏电线环路还保持着发电的功能呢？这倒不是完全为了添乱，而是人体的一种自我保护机制，为的是万一窦房结这个发电机罢工，心脏的电路系统不至于骤然崩溃，其余的应急备用发电机挺身而出，至少还能在短时间内保证心脏继续搏动。

但在某些疾病状态下，应急备用发电机蠢蠢欲动，没大没小地跟窦房结争抢地位，时不时发放点生物电脉冲，这就是心脏早搏。

早搏，是十分常见的心律失常。

引起心脏早搏的原因有很多种，患有冠心病、高血压、风湿性心脏病等的患者，发生早搏的概率很高。早搏在正常人群中也十分常见，随着年龄增长，早搏的发生愈见频繁。

"噢……"余明薇听了我的解释，若有所思地点点头，"那我年纪也不算很大呀，怎么会忽然出现心脏早搏呢？"

"可能是感冒伴发的病毒性心肌炎导致的吧。"我轻描淡写地说。

没想到余明薇反应异常强烈，她猛地从椅子上站了起来："心肌炎？！心肌发炎，这还了得！"

5.6
心脏还能发炎？

心肌炎，顾名思义，就是各种病因引起的心肌炎症病变。

多种原因如感染、物理和化学因素均可引起心肌发炎，所造成的心肌损害的轻重程度差别很大。

对于平时身体健康的人来说，病毒感染所造成的多数为心肌轻微炎性病变。

可是，心脏被严严实实地藏在胸腔当中，怎么会被病毒感染呢？

那是因为，有些感冒病毒或者胃肠炎病毒在损伤呼吸道黏膜、肠道黏膜同时，还随着血流在全身流动，某些种类的病毒与心肌细胞有亲和力。

最常见的譬如柯萨奇病毒，如果在感染过程中侵犯心肌，就造成了病毒性心肌炎。

所以，病毒性心肌炎病人绝大多数在发病前1~3周都有病毒性感染，如感冒或者腹泻表现。

对于大多数人，病毒性心肌炎都是十分轻微的，仅仅表现为心跳加快、早搏以及程度不严重的心脏传导阻滞。这种情况一般可以通过休息调理和服药得到缓解。

余明薇听了这番话，好不容易才平静下来。

过了一会儿，余明薇拿着做好的心电图报告上来了，果然不出我所料，是个频发室早。

心脏早搏可分为房性、房室交界性和室性三种。对于轻症病毒性心肌炎，不同类型早搏的治疗并不存在明显的差异。

"蕾蕾，我最近实在忙死了，你得给我开点好药，让我快点好起来！"余明薇一边坐下，一边要求。

我想了想，给余明薇开了倍他乐克，同时配了医院自制的健心冲剂一起服用。

刚想关照她这段时间务必注意休息，她倒先发问了："蕾蕾，我这个病毒性心肌炎不严重吧？刚才在楼下做心电图，旁边有个病友说她以前也是病毒性心肌炎，现在变成了非常严重的心脏病，叫作啥扩张……扩张心脏病！"

我哑然失笑："叫扩张型心肌病！亲爱的，病毒性心肌炎的临床表现五花八门，轻者可以没有任何症状，重症患者可发生心力衰竭甚至猝死。我以前就看过一个年轻男孩子，他是我们医院旁边中科院的博士研究生，中科院的人都很拼，白天黑夜加班做实验，这个男孩子重感冒了也不当回事。熬夜做完实验后，同学约他来我们上医操场打篮球，他跳起来扣篮，结果直挺挺地摔下去不省人事，送到我们医院急诊，正好我给他看，哎哟，那个急性重症心肌炎，我跟你讲，正常人左心室心肌厚度是8～11毫米，他的心肌急剧水肿达到了20毫米！"

中科院的这个急性重症心肌炎给我的印象非常深刻，我正讲到兴头上，眼角余光看到余明薇的脸都吓白了，赶紧转换方向："不过，急性重症心肌炎的发病率相对是很低的，病毒感染造成的心肌炎绝大部分病情都不严重，只有极少数病情迁延才会发展为扩张型心肌病，反复发生心力衰竭。你这点早搏，只要好好休息，按时吃药，相信我，不会有大事的！"

余明薇还没从那个病例的震惊中缓过来："那，那个中科院的男孩子最后怎样了？"

"最后好了。"我说，"当即让他住院治疗，我还记得他女朋友长得挺好看的，在一边都快哭死了。这种急性心肌病变，跟药物治疗比较，休养生息更为重要。因为任何体力活动都会造成心脏负担加重。"

讲到这里，我瞟了余明薇一眼："对于早搏的治疗，吃药还是其次的，要不你这段时间就休假吧，体力劳顿和精神紧张都不利于早搏康复。"

"嗯，也只能这样。"余明薇接过处方，"吃两种药就行了？"

"对的，"我说，"因为你心悸症状明显，倍他乐克能够帮助你缓解不舒服的感觉。其实如果早搏次数不多，而且没有明显不舒服的情况，加强休息，辅以中成药调理就可以了。健心冲剂是我们医院自制的中成药，主要成分含有黄芪，辅助治疗早搏疗效相当不错。"

"黄芪？"余明薇皱起眉头问，"我妈好像在中药店买过黄芪炖鸡汤吃，是那个黄芪吗？"

"对。"我点点头。

"黄芪很便宜的，那我吃点更好的行不行？西洋参或者人参怎么样？"余明薇说，"我得快点好起来。"

"别啦！"我赶紧制止她，"知道你不差钱，不过不能乱吃。黄芪中有一种针对早搏特别有效的成分叫作黄芪甲苷，这是我们医院卫生部病毒性心脏病重点实验室老掌门人杨英珍教授研究多年得出的重要成果，健心冲剂就是在这个基础上配制的，作为病毒性心肌炎的辅助用药效果特别好。如果暂时买不到以黄芪为主要成分的中成药，直接冲泡黄芪切片也可以。不过，千万别乱吃人参，那玩意儿热性太大，用来治疗心脏早搏反而会弄巧成拙！"

"噢，还好我问了你一下。"余明薇还有问题，"那小叶子之前是跟我一起感冒的，是不是也得让她过来检查一下？"

"那得看她有没有心悸、胸闷的症状呀。"我说。

感冒病毒之所以会引起心肌病变，除了病毒的直接损害之外，还要看个人对于病毒的免疫反应。所以，并不是只要感冒就会引起病毒性心肌炎，会不会发生病变，以及病变的严重程度，不同的人大相径庭。

"你俩都感冒了，叶爸能独善其身？"我随口问道。

没想到余明薇不耐烦地说："他感不感冒关我什么事！"

我迅速扫视了她一眼："怎么啦？又吵架了？"

余明薇环顾左右而言他："我知道我的心脏病是怎么得的，眼睛一睁，忙到熄灯，就算是永动机，不加油也得歇工！"

我见余明薇既然不想谈小叶子爸爸，也就顺着她的口气说："你讲的不无道理。预防病毒性心肌炎的最好办法就是增强自身抵抗力，尤其像我们这种中年妇女，体质本来就在走下坡路了，平时再忙也应该重视体育锻炼。而且还要保证营养，千万不要因为忙碌就三餐不继。"

余明薇感慨道："你讲的道理我都明白，可是忙起来真的没有办法。"

我赶紧警告她："虽说你这点病毒性心肌炎不是什么大病，但这段时间还是要尽量减少外出、注意多休息。如果任由病情发展，早搏时间越长，越容易复发！"我想了想，又补充道。

5.7

子弹打不死的人

我故意略去那次余明薇的气话，尽量用舒缓的口气向大家介绍了余明薇看病的过程。然后，装作毫不知情的样子转向叶爸："上周明薇来复诊，早搏基本好了，今天我再问问她的情况。"

叶爸按兵不动："应该还可以。她今天有点事，不过来了。"

"今朝礼拜六，明薇有啥重要事体？"急脾气的方老板按捺不住了，沪语说快了跟崩豆子一样。

叶爸继续不动声色："她有个特别要好的同事生病了，就住在你们中山医院，她去探望病人了。"

我跟方老板一看问不出个所以然，结伴起身，走向食物台。

今天餐厅现场还有大师傅现场香煎银鳕鱼。我跟方老板一走近，大师傅就殷勤地问："两位要几块？"

我跟方老板哪有什么胃口，随口说："一人一块。"然后倚在料理台边面面相觑。

我说："他俩这回闹大了。怎么说也是叶爸生日，明薇总得给点面子，我给她打个电话吧。"

方老板说："别！明薇下午已经跟我诉过苦了，前两天是他们的结婚纪念日，她暗示明示了一百遍，叶爸就是油盐不进，愣是啥礼物都没送！"

我有些哭笑不得："明薇也是的，小叶子的身高都快赶上妈了，还动不动要啥礼物啊？真是个上海小女人！"

"你们医生最没情趣了！"方老板不满地说，"我能理解明薇，她其实也不是要啥礼物，还不是想让老公多关心多体贴一点呗！你知道，现在在外企上班不容易，又不像你们医生越老越值钱，业绩搞不上去，年终考核老板马上让你走人。再说不巧还得了早搏，心情烦躁得很。可是，叶爸还是老一套，上完班回到家里，依旧潇洒地当他的甩手掌柜，你说明薇气不气？"

"叶爸亏就亏在不会说话不会做人。"听了方老板的一席话，我对叶爸恨铁不成钢，"讲了多少次，教都教不会！"

"什么教不会啊？"我跟方老板正在搜肠刮肚想办法，忽然凭空冒出一个嗓音，吓得方老板端着的盘子差点都掉了下去。

我定睛一看，这不是小常吗？

小常是这家餐厅的经理，才二十多岁。说起来，他能当上这家餐厅的经理，程医生绝对功不可没。所以，现在，只要程医生前来，铁定享受所有的优惠打折。

两年前，我在门诊看到小常的时候，他刚刚大学毕业，说莫名其妙心脏突突乱跳，晚上都没法好好睡觉。

我当然得先听一下。没想到拿起听诊器的时候，这个眉清目秀的小伙子嘴角忽然露出一丝忍俊不禁的笑意。

我心里纳闷：听一下至于这么开心吗？噢，我知道了——大概是怕痒。我见过很多小孩和年轻人特别怕痒，检查心脏的时候扭来扭去就是不配合。

我不动声色，把听诊器听头放到他左侧胸壁。

咦？出了什么问题？没有听到怦怦怦的心跳声！

我连忙移动听诊器听头，还是没有！

这时候，小常实在忍不住了，放声大笑，得意之至。

我瞪了他一眼，把听头移到他的右侧胸壁。

果不出其然，他那颗年轻心脏的强壮心跳顺着听筒传入我的鼓膜。

小常收住笑声："医生你好厉害，你怎么知道我心脏在右边？"

"切！右位心见得多了去了，好哇——先去做心电图！"我把心电图申请单洒脱飘逸地抛给他。

正常人心脏位于胸腔内，两肺之间，横膈之上，约2/3位于左侧胸腔，1/3位于右侧胸腔，心脏轴线和心尖指向左下方。如果位置发生变异，就叫作心脏异位，这是心血管发育异常的一种表现。最离谱者，其心脏可位于胸腔之外，比如腹腔或颈部。这类罕见的畸形多数合并其他严重的先天性发育异常，患儿往往在出生前和出生后迅速夭折。

在临床上最多见的心脏异位，则是心脏位于胸腔右侧的右位心。其中，有一种叫作"镜像右位心"。如同字面意思，就是说这类病人的心脏位于右侧，但其结构连接与正常人一致，只是方位像正常心脏在照镜子一样，左变成右，右变成左。

关于镜像右位心，有很多传奇描述，故事梗概都是男主人公力拔山兮气盖世，在战场上或与情敌格斗时，子弹穿越左侧胸膛却依然屹立不倒，原因就在于他长了个万里挑一的镜像右位心。我印象里最近的是红极一时的韩剧《太阳的后裔》，剧中对宋仲基扮演的男主人公的胸片检查似乎埋有伏笔："柳时镇有器官反转症，他的心脏在右边，和一般人的左边不同。"也就是说，编剧设定他是个镜像右位心，如果以后剧情演绎到他中枪，就会因为这种奇特的镜像右位心而逃过一劫（不好意思，被机智的医生提前剧透了）！

长着镜像右位心的小常做完心电图，一反常态，愁眉苦脸："频发室早是不是很严重啊？"

我接过他的心电图报告，根本没当一回事："没事，吃点药，多休息，应该会好的！"

小常不再嬉皮笑脸："最快什么时候能好？半个月能好吗？"

"可能没那么快。"我心想这小伙子还真够急于求成的，"你这种早搏，问题不大，就是治疗时间长些，你既然挺不舒服的，要不先吃一个月的倍他乐克再来看看？"

"啊？！先吃一个月的药？！程医生，能不能快点啊？我两个礼拜后要求职面试！"小常诚恳地问。

噢，原来要求职面试啊，我得实情相告："虽然你的早搏问题不大，但求职体检的时候有可能会被发现。"

"啊？！我怎么这么倒霉呀？我一直身体都非常好的，是我们学校篮球队的主力！"小常一脸懊恼："程医生，你能不能帮忙想想办法？"

5.8
为什么心跳快要查心脏？

我稍事沉吟。

小常看出了我的犹豫，开始软磨硬泡："程医生，你就帮帮我吧，我好不容易才争取到的机会！

"好吧，"我说，"办法是有的。我给你另外开一种药。"

小常如获至宝："嗯，我赶紧吃上！"

就这样，小常当天开始服用胺碘酮。

两周之后，小常的症状消失，顺利通过面试，如愿以偿地进入这家餐厅工作。

两个月后，小常按期减药、停药，康复如常。

他疑惑地问我："程医生，你给我开的处方药到病除，那为什么一开始还要我要求，你才给我开这个药呢？"

"常经理，这个可以用做菜来打比方。"我笃悠悠地说，"人说拼死吃河豚，河豚的鲜美举世无双，但若处理不当则会中毒身亡。是药三分毒，胺碘酮是最强的抗心律失常药物，对于反复发作的阵发性室上性心动过速、心房颤动、心房扑动、室性心动过速及室颤疗效颇佳，但这个药对某些人会引起甲状腺功能亢进、肺间质纤维化等严重不良反应；根据你的病史和早搏形态及数目，并没有指征要用胺碘酮。只不过为了照顾你求职心切，我才选用了这种药物。"

"噢……"小常若有所思，"你是说，我如果不用这个药，早搏也会好吗？"

"对！"我肯定地点点头，"突发心脏早搏多数是由病毒感染、疲劳等因素诱发，最多只需服用倍他乐克、普罗帕酮等药物，充分休息后，绝大部分都能缓解。"

"我懂了，就是杀鸡何必用牛刀，是不是？"小常还挺会总结的，"不过还是感谢你给我用了牛刀，我很喜欢现在的工作。"

经过这一番交流，小常跟我交上了朋友，我们四大家庭经常光顾他的餐厅，一则性价比不错，二则孩子们超级喜欢那里的氛围，吃东西自由自在无拘无束，餐厅外面的露台还有个小水池，吃饱了坐在水池旁边看豢养的几只鸭子，甚为休闲。

这不，小常看到了我跟方老板相对无言，走过来打招呼了。

寒暄了两句，小常又去忙了。我跟方老板黔驴技穷，只能一人端着一块香煎银鳕鱼往回走。

走到一半，方老板忽然一把揪住我："明薇来了！"

我被她突如其来的动作吓了一跳，"谁来了？"

"明薇呀！"方老板非常不满意我的反应，撂下这句话自顾自跑了过去。

我小步跟上。真的呢，明薇真的来了，正在跟大家说话。

方老板与我前后落座。看样子明薇刚刚到，榆木脑袋的叶爸虽然前面一直在我们面前打肿脸充胖子，但老婆大人驾到，看得出他十分激动，忙不迭地说："明薇，你坐！我给你去拿点喝的！"

方老板对着明薇，话里有话："你不是去看望你同事了吗？"

"嗯，是的。"明薇一边说，一边手在拎包里摸索，"跟我同一个办公室的同事上个礼拜说心跳很快很难受，我还以为她也得了早搏，就让她去你们中山医院看病。结果，不查不知道，一查吓一跳，她确实是心脏早搏，但她的早搏是因为甲状腺里长了肿瘤。"

"啊？这是怎么回事？甲状腺生病还会影响心脏啊？"于钦听得目瞪口呆。

甲状腺是人体重要的内分泌器官，位于颈部前方，形似蝴蝶，犹如盾甲。甲状腺能分泌甲状腺激素。

当甲状腺功能发生亢进或者长甲状腺肿瘤的时候，甲状腺素的分泌就会异常。这些异常分泌的甲状腺素会对全身各个系统产生不同影响，对心脏的影响就是会引起心跳加快以及早搏。

因此，对于不明原因的心动过速和频发心脏早搏，需要检查血清甲状腺激素水平，并行超声检查甲状腺形态，排除甲状腺结节和肿块。

于钦听了我的解释，关切地问："那甲状腺开完刀之后，是不是早搏就会自动好呀？"

我摇摇头："不一定，甲状腺肿瘤五花八门，针对不同的情况，手术方式分为甲状腺全切或部分切，不一而足，每个人术后的药物治疗也不一样。但无论如何，甲状腺疾病患者的甲状腺激素水平都跟正常人有所差别，所以，甲状腺疾病患者的心动过速或者频发早搏，能不能好首先取决于甲状腺原发疾病的缓解程度，然后再用些抗心律失常的药物，尽量控制。"

"嗯……"余明薇不知为什么有些心神恍惚。

"除了心动过速和频发心脏早搏之外，甲状腺疾病还会引起心房颤动呢。"我说，"所以，对于这一类心跳加快的心律失常，医生会综合他们的情况，决定是否排查甲状腺病变。但有些人就是不理解，总以为医院要给他们过度检查。"

"那怎么行！"于钦不屑地说，"这样的话，看病医生也不会尽心。"

"就是这么回事！"我赞许道，"大部分病人都是相信医生的，但总有那么一小波人自作聪明，来医院前总喜欢煞有介事地事先查询各种资料，尤其喜欢搜索网页，在看病的时候拿来给医生当考题。其实，我们都懒得理睬。我跟你说，医生看病的弹性是很大的。如果病人自以为是，满嘴说我看了什么资料应该这样应该那样，我们也只能差不多看看随他去了！"

"嗯嗯，你们也不容易。"于钦理解地说。

"还有，"我说，"医生很烦有些病人到处求医，比较不同医生的意见和治疗方法。如果真的是疑难杂症，得不出明确结论，倒也无可厚非。但有些人就一点点早搏或者一点点高血压，哎哟，那个紧张，这里去看，那里去看，纠结犹豫。更让我觉得厌烦的是，有些病人跑过来说，程医生你看病看得最好了，比那个谁谁看得好多了！我立马在心里就给他打个大叉！"

"为啥？人家不是表扬你吗？"余明薇不解地问。

"看病这件事不是做数学题，一是一，二是二，对于疾病，不同的医生有不同的见解和经验，所以在治疗方法上会略有差异。比如说，你这次早搏，我给你开的是倍他乐克，但如果你看其他医生，他们或许会建议你吃普罗帕酮，虽然是两种不同的药物，但对你的早搏疗效都不错。但有些病人东问西问，这个礼拜吃这个，那个礼拜吃那个，到最后啥疗程都没坚持，吃亏的还是自己。"我看看余明薇说，"再说了，我最烦背后说人，他能当面说我好，贬低别人，那么就有可能在别的医生面前说我的坏话，你说对不对？"

方老板大气地拍拍我的肩膀："说的没错！不过生活嘛，哪能处处都让人满意？"

5.9
平地再起波澜

我们说了一长串话，叶爸和老刘才面带微笑地施施然回到座位上。

老刘举着一个硕大的啤酒杯说："新鲜生榨！"然后，这个粗人左顾右盼了一番，"明薇不是能喝两口的吗？这里的啤酒味道好极了！明薇也来点！"

我赶紧拦住他："明薇上个月有早搏，虽说现在基本上好了，但酒水、咖啡、浓茶都要尽量避免，如果是男士，还要戒烟，这些都会刺激心脏，对早搏非常不利。"

"噢。"虽然老刘这个下水道管道工的心血管知识估计九成都还给老师了，但早搏需要控制饮食、尽量避免刺激性食物以及进食过饱，这点基本概念还有印象。

明薇看起来没什么胃口，把从包里掏出来的一张纸摊开给我看："我同事不是因为心脏不好才查出甲状腺肿瘤的吗，她不放心，让小孩也做了心电图，喏，就这张，好像也有点问题，你看看？"

我接过心电图："窦性心律不齐，没问题的！"

"不是心律不齐吗？怎么没有问题呢？"余明薇疑惑地问。

随着健康意识的增强，很多人会仔细研读自己的心电图报告，往往对报告中的"窦性心律"和"窦性心律不齐"困惑不已。

其实,"窦性心律"是对正常心脏心电活动的一种描述。心脏的发电机窦房结位于右心房,从窦房结产生的电流按传导顺序传送到心脏的各个部位,从而引起心肌细胞的收缩和舒张。因此,窦房结被称为"心脏起搏点"。窦房结每发生一次冲动,心脏就跳动一次,在医学上称为"窦性心律"。所以,心脏正常的跳动就应该是窦性心律。反之,如果心脏发生病变,跳动不是来自窦房结的冲动,那就不是"窦性心律"了。

正常情况下,窦房结产生的冲动引发的心跳较为整齐。而某些人的心跳虽然来自窦房结,但节律不整齐,这种情况就称为"窦性心律不齐"。

窦性心律不齐并非都由病变导致,它可分为呼吸相关性和非呼吸相关性。前者往往与呼吸活动引起的迷走神经张力变化相关,常见于正常的青少年,这是一种生理性反应,随着年龄增长,心律不齐会逐渐消失。而且,屏住呼吸可使心律不齐变得不明显或彻底消失。后者与呼吸活动无关,通常见于合并冠心病、药物中毒等病变的病人。

所以,大家不难看出,窦性心律不齐经常发生在正常人群中,尤其是青少年。所以,如果体检时发现存在窦性心律不齐,首先,可以自己屏住呼吸,然后检测脉搏,看看脉搏不整齐的情况是否有所改善,通过这种方法简单地鉴别一下。如果拿不定主意,也不必惊慌,可以去医院正规就诊,请医生帮助排除心血管病变。

我絮絮叨叨地跟大伙儿普及了一番,方老板冲我们使了个眼色:"我们陪明薇去拿点香煎银鳕鱼吧,不早了,别忘了银鳕鱼限量供应的!"

我们四个女人心照不宣地站了起来,随便拿着饮料,走到餐厅露台水池边。

虽然是阳春三月,但晚上还是春寒料峭。

方老板单刀直入:"明薇,男人是一种喜欢脸面的动物,不管你俩闹啥纠纷,他过生日你都不该不来。"

"哼。我就是准备不来的。"明薇说着,打开手机给我们看。

文字位于我们的微信群里,我们三个脑袋挤在一起,逐行阅读手机上密密麻麻的长篇大论,看着看着,三个人的额头上不约而同地冒了汗。

"完美的叶先生,我想,我们的路已经走到头了。这些年,我要求的只不过是一个普通女人的权利。各位亲爱的朋友，我并不是无理取闹，格外喜欢鲜花和礼物。我所希望的，只是我的丈夫能给我基本的体贴和关心。而这些，叶先生，你给过我吗？你一直自以为了不起，人前人后，都把你独立购买装修两套住房挂在嘴上。试问，你既然这么厉害，那为什么当你老婆在公司受气希望辞职回家的时候，你吞吞吐吐地说两个人上班，供房会比较轻松呢？你既然这么厉害，那为什么天天下班回家跷着二郎腿看电视心安理得等吃等喝，看着老婆下班之后挥汗如雨买菜做饭？为什么不能以一己之力撑起这个家庭，让老婆从此安心待在家里不去为五斗米折腰呢？叶先生，我想我已经受够你了。从老公那里，我连起码的关爱都得不到，这些年所有的节假日和结婚纪念日，我从未收到过任何表示，那我还要你干吗？当作摆设吗？各位亲爱的朋友，很遗憾打搅你们，我上班搏命，下班当老妈子，累到自己心脏发早搏，蕾蕾说，这种心脏病跟疲劳有很大关系，所以，我跟这个男人再也没有以后了！"

看完信息，我简直头脑发胀。这不是明摆着要挑动世界大战吗？！

5.10
得失寸心知

还是方老板久经沙场，明察秋毫。她对着明薇竖起了大拇指："措辞如此激烈，心中怒气发泄无余；但却不发送出去，真是有理有利有节，识时务，顾大局！"

什么？这条信息没发送出去？我跟于钦心中的石头落了地。

"不过，我不是主动克制不发的，是被动的。"余明薇的语气缓和平静，"今天下午，我越想越气。老叶这个人你们知道的，勇于认错，死不悔改。每次你们说他的时候，他都一副老实相，回家以后，继续我行我素。"

"我跟他生了两天气，不跟他说话，他居然毫无反应，还怪我动辄大惊小怪。我今天非给他个下马威。就是不来参加他的生日宴，倒要看看他的面子往哪搁。"

"啧啧啧。"方老板把手搭在明薇的肩膀上。

"我下午就自顾自出门了，想想也没什么地方去，索性跑去你们中山医院去看我同事。我先去病房，她不在，同一病房的病友说去核医学科了。我索性跑去找她。"

"结果，"余明薇一边说，一边眼眶湿润了，"我到了你们医院地下室的核医学科，看我同事缩在门口的椅子上一个人哀哀哭泣。"

说到这里，明薇停顿了一会儿："她甲状腺的肿块是恶性的。前天做的检查，虽然医生跟家里人都跟她说问题不大，但她凭借女人的第六感察觉到丈夫的遮遮掩掩，所以，她思来想去，下午自己跑去核医学科，跟护士台发报告的小伙子说她的检查报告不小心丢了，让那个小伙子帮忙重新打印一份。"

"天！"我们三个不由自主惊叹了一声。

"我看我同事真是太可怜了，就把她送回病房，陪她说了一会儿话，搜肠刮肚安慰她。但是，我心里清楚，原本好端端的家庭，很可能因为这场飞来横祸遭受沉重的打击。就在那个时候，我忽然顿悟，人是多么脆弱啊，什么荣华富贵，都比不上一家人身体健健康康、快快乐乐地厮守！"

"是啊，家人最珍贵。"方老板开始挥斥方遒，"金钱、地位、名誉就算失去，还能从头再来，但家人呢？失去还能再回来吗？"

于钦异常默契地接过方老板的话题："就是！叶爸虽然有这样那样的缺点，但我们要有全局观，他对你跟小叶子一心一意，对朋友真心真意，就算是个'直男癌'，那也不是毫无可取之处啊！"

一通慷慨激昂之后，这俩人的目光全部转向我，示意该我发挥了。

我还在纳闷："明薇，你这一大串檄文怎么没发出去呢？"

余明薇有些不好意思地看着我们："我跑去你们医院地下室找我同事的时候，还在生气，一冲动写了一长串，是要发在群里跟老叶彻底决裂的。但是……你们地下室居然没有信号……"

我们三个当即欢呼雀跃，看样子核医学科的屏蔽效能实在是太高明了！

"然后，从医院出来，我好庆幸。虽然老叶很烂，但他是小叶子的好爸爸，就冲这一点，我拦了一辆出租车就过来了。"余明薇终于笑了起来。

一场虚惊如此这般化险为夷。方老板率先喊肚子饿了，我们说说笑笑回到座位上。

这厢，心情彻底放松的叶爸毕恭毕敬地问我："蕾蕾，我家明薇这次生病多亏你了。我上网查询过，说心脏早搏不吃药做手术也行？"

"可以的，但经心导管射频消融手术得看病人具体情况施行。"我说。

心脏射频消融术是一种治疗快速性心律失常如频发早搏、室上性心动过速以及房颤等的微创介入治疗方法。手术时将一根纤细的电极导管经静脉或动脉血管送入心腔，到达特定部位后，发放射频电流，导致局部心肌细胞坏死，从而阻断心脏本身生物电路系统备用发电机的异常放电。

叶爸殷勤地帮我倒水："那明薇如果做手术，会不会好得更快？"

我连忙摆摆手："频发心脏早搏做不做射频消融手术，得听医生的建议。根据我对明薇的听诊估计，她一昼夜的早搏大概也就三千多个，这点早搏做手术一则不合算，二则效果也未必明显。此外，是否采取经导管射频消融手术，不仅仅要看早搏的次数，还要结合病人的心脏功能、早搏的形态、来源以及合并疾病等情况综合考虑。实际上，有很多病毒性心肌炎早搏一天一万多次，吃药休息也会好的，不用动手术。"

"啊，还能超过一万次啊？"叶爸被吓到了。

"一万次也不算多，两万三万的多了去了呢。"我赶紧抚慰他。

"两三万，那岂不是非常危险？会不会突然一命呜呼啊？"于钦也被吓到了。

"一般不会啦。"我赶紧又抚慰左边的于钦，"单纯的心脏早搏，仅仅是次数比较多，不会危及生命。不过，过多的早搏还是得及时治疗，否则会导致心脏收缩和舒张功能不全，时间长了会引起心脏增大，也会损害心功能。"

"蕾蕾，你说的一天几万个早搏，是以24小时计算的吗？"叶爸问。

"对！一般而言，频发早搏的病人，最好能先检查24小时动态心电图。常规普通心电图是躺在检查床上看即刻心电图改变，24小时动态心电图是把心电图仪装在病人身上，记录一天一夜的心电图变化，这是检查心律失常的重要手段，除了能详尽了解早搏的次数、早搏的形态性质以及早搏发作的具体时间，还能发现是否合并心脏停搏、心脏传导阻滞、是否存在心肌缺血等。"

我再次讲得口干舌燥，端起杯子一边喝一边说："对于严重的心律失常病人，应该在治疗前和治疗中接受24小时动态心电图检查，并由医生进行前后对比，以便评价治疗效果以及调整治疗方法。不过，对于明薇这种偶发的、程度不严重的病毒性心肌炎引发的早搏，也可以直接采取药物治疗，根据病人的自身症状，同时结合检查报告和听诊情况调整用药。"

"那，把导线伸到心脏里面再放电，会不会把心脏给烧破呢？"

我看着叶爸，暗自在心里叹了一口气，这么喜欢刨根问底，难怪明薇常说吃不消。

"手术么，总会有点并发症，不过一般不会啦。"我不由自主在脸上堆上职业性的微笑。这是工作20年来修炼的结果，如果病人和家属存在顾虑和担忧，医生脸上的笑容能在很大程度上缓解他们的紧张心情，"有少数人会发生电极导管穿刺点出血，更加罕见的还有手术中消融放电部位心肌穿孔以及引发心脏传导阻滞。"

这一顿饭，真是吃得"荡气回肠"。

分手的时候，我故意走在最后，关照明薇别再弄出什么幺蛾子。

余明薇笑笑说："放心，我今天下午总算想明白了。吵吵闹闹的才会白首偕老。暂时不会再起波折！"

前面，方老板一边走，一边放大嗓门半开玩笑半教训叶爸："女人是感性动物，要想家里太平就得哄，你嘴皮子说点好话，逢到节假纪念日买束鲜花，难道会死啊？"

也不知道是方老板真有两把刷子，还是余明薇动了真格的，叶爸经过这个事件还真的有所改变。

时隔三天，小叶子在咱群里晒图片，一大束艳红的玫瑰娇艳欲滴花团锦簇："这是早上爸爸送我上学的时候，我们一起商量的，给妈妈送鲜花！"

还没等到我们发言，余明薇抢先吐槽："同志们，朋友们，给太太送花没错，可是——你们见过三八妇女节给老婆送玫瑰花的吗？！"

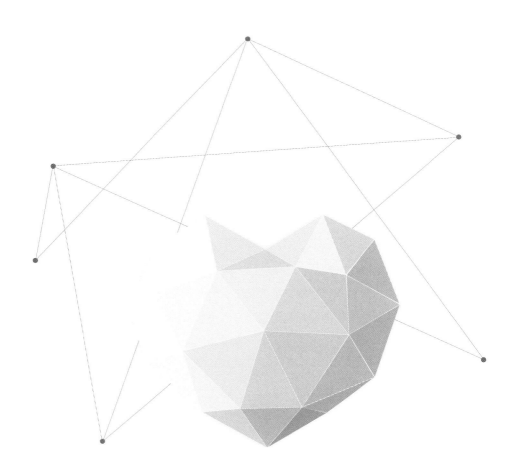

CHAPTER 6

就是想停降压药

6.1
闻之色变的主动脉夹层分离

今天这个日子是不是跟我犯冲啊，看了一上午病人已经够心烦意乱的了，跟着我的进修医生罗倩还捅了这么大一个娄子！

作为国内久负盛名的医院，我们接纳来自全国各地的医生前来进修。医生的学习不能纸上谈兵，都是直接进入科室，无论你在原来的医院是主任还是主治医生，来到我们科统统都从打报告开始。

心脏超声检查室的标配是一台多功能超声仪，一张检查床，一张办公桌，桌子上放着电脑和打印机。病人完成检查之后，要给他们一张报告。本院的老师上机拿探头看病人，进修医生坐在一旁，观摩图像，聆听老师的讲解，输入数据、描述疾病。

别以为我们是拿进修医生当打字员用，一份好的检查报告必须层次清晰，重点突出，最为客观和准确地对疾病进行阐述。在很多时候，光是看报告的文字和条理，就能评判检查者的水准。所以，不仅进修医生如此，我们本院医生进入科室的时候，也都是从打报告做起，一步一步训练，一点一点积累。

罗倩这个月跟着我打报告。罗倩是位三十多岁的年轻医生，来自上海本地的一家部队医院。军医的精神面貌就是跟我们不一样，她站有站姿，坐有坐姿，匀称的身材高达一米七，一头短发干净利落，忽闪忽闪的大眼睛透着一股精气神儿，一看就让人喜欢。

罗倩月初刚来的时候，还不熟悉盲打，我跟她说，打字是个基本功，要熟练掌握。打字速度快，不但能节省更多时间用来小心斟酌报告用词，写起论文来也更顺溜，就算在电脑上跟朋友聊天，也能抢占先机。

罗倩对我的话还挺听得进，两个礼拜下来，基本可以盲打。因为今天有好几个躺在推床上的危重病人，我忙得顾头不顾脚，口述报告之后，就让她打印出来通读检查一遍，赶紧签字给病人带走，汗流浃背地再叫下一个。

正七手八脚干得热火朝天的时候，莫云帆一个电话打过来："蕾蕾，你刚才有个病人报告出错了，我让他回去找你！"

我对着手机心亏理虚地满口答应："好的好的，谢谢你！"

医生也是人，是人就有可能犯错。但不管多繁忙，出报告都要反复核对检查，特别是数据和结论，万一弄错了，就可能会对病人的诊疗产生极其恶劣的影响。所以，我们都尽量小心小心再小心。不过，常在河边走，哪能不湿鞋，有时候还是会忙中出错。当然，大部分都是无伤大雅的错别字之类的。

所以，放下电话，我没太在意，继续看病人。

过了一会儿，莫云帆说的那个病人过来了。我一看，心里一紧。这不是病情最危重的那个主动脉夹层分离吗？

主动脉是全身最大的动脉，位于躯干正中、脊柱的左前方，是维系生命的血液主干道。动脉的管壁分为内、中、外三层，逐层包绕。但在某些疾病状态下，内膜出现破口，高速流动的血液迅速挤入内膜和中膜之间的缝隙，将主动脉管壁解离。这种疾病极其凶险，血液在撕裂膨胀的血管内无法正常流动，会造成脏器组织缺血坏死，甚至血管破裂，急速的主动脉血流汹涌而出，瞬间杀人于无形。

即便医学科技发展到现在，世界范围内的统计数据仍显示，主动脉夹层分离患者每5人中平均有1位在送到医院前就死亡，确诊主动脉夹层分离者，平均存活率只有50%。

我们医院是华东地区的主动脉夹层分离诊治中心，专门为这类危重病人开辟了绿色通道。我值班的时候，看过形形色色的主动脉夹层分离，每次都是夜半三更披头散发拎着手提超声就冲到急诊。印象最为深刻的有两例。

一例是一位被救护车从苏北送来的年轻农村妇女，到达我们医院的时候，血压已经骤降为60/40mmHg，命悬一线，即便紧急手术也未必能够妙手回春，但除了开刀别无他法。那天上夜班的都是兄弟，老三接诊病人之后，立即通知心外科总值班莫云帆。莫云帆那会儿正在给一个急性心脏压塞的病人床旁开胸，听老三说是个

Debakey Ⅰ型主动脉夹层分离，给那个心脏压塞放好引流管，自身手术衣上血迹斑斑都没来得及换，连滚带爬跑到了急诊。

主动脉很长，我们用不同的分型表示血管撕裂的范围和部位。Debakey Ⅰ型是指整条主动脉内膜从上撕到下，一不留神病人就能死在你眼前，这可不是开玩笑的！

莫云帆迅速核对了病史资料，又凑到我脑袋旁边看了她的主动脉显像，立刻跟病人家属谈话，只要家属点头同意，马上就通知主任来院——主动脉夹层分离命悬一线，必须大腕出马！

没想到，病人的丈夫居然不做主，唯唯诺诺地把目光投向旁边一位五十多岁面孔精明的中年妇女，那是病人的婆婆。然后，我们听到那个女人不慌不忙地说道："我的乖乖，开个刀要二十万！重新讨个媳妇也用不了这么多！"——这个病人需要置换主动脉瓣、主动脉弓，还要在降主动脉近端植入支架。我当时一忍再忍，都难以控制自己的情绪。

第二个病人，是一例主动脉近端夹层分离。那晚，我们心外科王春生主任开刀到晚上十点多，听说急诊来了个夹层，外院心超提示心包积液都出来了，他下了手术台直奔急诊。等我同步接到电话，哼哧哼哧拎着我的手提超声仪赶到的时候，王主任正蹲在地上，病人的胸部已被紧急切开，就在那十多分钟内，主动脉骤然撕碎，一命呜呼。王主任从他胸腔掏出一捧乌黑的混杂着血块的血液，看到我便破口大骂，说你属乌龟的吗，爬这么慢！我也火了，手提超声仪虽然小，也是一团铁疙瘩，我扛着它一路狂奔，上气不接下气，一点都没耽搁，居然还被骂！再说，主动脉夹层分离破裂，我就算片刻不离地守在他身边又能怎样？该破还是破！

所以，一看打错的报告是个主动脉夹层分离，我心里忍不住一紧。

6.2
没有降不下来的血压

　　我满脸微笑跟病人家属解释了几句，接过报告一看，怒火攻心。

　　莫云帆在报告上打了个圈，这个人的升主动脉瘤样扩张达70毫米，罗倩输入的时候大概手指在数字小键盘上一拖，弄成了10毫米！正常人的主动脉内径约为3厘米，所以，莫云帆一看就知道肯定不对。用手写字不当心写错了叫笔误，打字弄错了，算作指误吧。虽然是指误，也不能随便放过，我狠狠地看了罗倩一眼，让你打完之后再通读核对，反复强调数据决不能错，居然犯这么显而易见的低级错误！

　　我让罗倩修改报告，自己跟病人家属解释。

　　没想到病人家属不依不饶，一副誓不罢休的样子："我们三兄弟全部请假，陪到上海来，冲的就是你们医院的牌子；大清早五点多就守在你们医院门口排队挂你这个专家的号，报告都能搞错！你怎么看的？再给我们重新看一遍！"

　　我看对方来势不善，对罗倩更加不满了。表面上还要作出进一步谦和认错的样子，"实在对不起，是我们疏忽了，不过不是看错，只是一个数字打错了，马上更正！"

　　可是三个五大三粗的家属坚决不肯："改过来就行啦？我们不放心！你给我们重新看一遍！"

　　我看了看躺在推床上的病人，为难地说："你们看，所有的数据和图像我们都存储了，报告上其他都没有问题，这个数字是不当心输错了。你父亲是主动脉夹层分离，这种毛病非常凶险，不是我不愿意给他重新看，一则你们得赶紧拿报告去看能不能手术，其次，我们做心超需要体位配合，这么严重的主动脉夹层得尽量避免搬动。"

　　"赶紧？我们如果不反过头来找你，楼上的医生老早就给我们看好了！我就是不放心，给我爸重新看一遍！"那个家属冲到我面前，嗓门越来越大。

因为理亏在前，为了息事宁人，我尽量控制自己的情绪："如果你们一定要求重新看的话，那就重新看一遍吧。"

就在这时，莫云帆的声音在我身后响了起来："吵什么吵？让你们下来把报告改一下，怎么把病人也拖走了？这么重的病人，拖来拖去发生意外怎么办？"

外科医生就是有气势，三个家属马上安静下来，刚才吵得最凶的那个说："莫教授，我们不是存心闹事，我们是不放心，老父亲七十多岁了，怕有闪失啊。"

莫云帆不耐烦地说："嗓门这么大，我还没进走廊就听到了，还不是闹事？怕有闪失？怕有闪失，你父亲十多年前发现高血压，没有一个带他好好看病，现在躺倒了，对医生凶算什么本事？！"

那个家属还想解释："我爸一直吃药的，血压就是降不下来！"

莫云帆瞪了他一眼："瞎说！吃药不等于降压，就好比吃饭不等于吃饱！药吃了得起效才行，否则吃不吃有啥区别！我告诉你，没有降不下来的血压！如果好好看医生，怎么会搞成这副样子！"

主动脉夹层分离的病因多种多样，最常见的是高血压和马方综合征。马方综合征是一种遗传性结缔组织病，这类病人的相貌极具特征性，瘦高身材，四肢、手指、脚趾细长且不匀称，张开嘴巴能看到颚弓上抬，就是上颚部呈穹隆样向上拱起。我小的时候，中国女排横扫世界无敌手。那时，女排姑娘们有位著名的美国劲敌叫海曼，英年早逝就是因为马方综合征。

但现在越来越多的主动脉夹层分离，并非遗传疾病造成，而是要归咎于没能很好地控制高血压。主动脉管壁长期承受高血压造成的压力，其中膜会发生变形、松弛，在刺激因素下导致管壁破裂，引发主动脉夹层。所以，控制高血压不仅仅能缓解头痛头晕的症状，更重要的是为了避免诸如主动脉夹层分离这样的并发症。

莫云帆一顿训斥，从口袋掏出住院单："还不赶紧去办急诊入院！"

大医院每天人满为患，病房床位更是紧张。所以，病人前来就诊，无论是预约检查还是等候住院，全都要按照先后次序依次等候。但是，对于危重急症，那必须一路绿灯，优先安排。这么做，往大里说，是想病人所想、急病人所急；往小里讲，总不能让病人挂在我手上呀。而在这些危重急症中，主动脉夹层分离稳居头把交椅。

看着三兄弟拿到住院单推着推床离开的背影，我非常感激莫云帆赶过来解围："还是你们厉害！"

"厉害啥？"莫云帆一副毫不在意的样子，"刚才在上面我就说了他们一顿，这些人啊，不到黄河心不死，一开始高血压都不当回事，非弄到没办法收拾才知道着急。你看看这个片子！"

他把手中的CT片递给我，我举到头顶对着窗户看，主动脉内从上到下的撕裂内膜触目惊心。对于主动脉夹层分离，CT是诊断金标准。但同时也必须进行心脏超声检查，明确心脏大小、心功能改变程度、是否合并主动脉瓣病变以及心包积液。

我看完把片子还给莫云帆："是啊，看病的最高境界是防患于未然，平时小毛小病不管不问，酿成大祸才后悔莫及。"

莫云帆掏出手机看了一下："哎哟，我得赶紧走了，刚才一看门口病人没了，才跟过来的。我得马上跟王主任一起开这个Debakey Ⅰ型，今晚起码八点半。"

医生加班加点是家常便饭，外科医生遇到大手术更是不分白天黑夜。心脏手术动辄人命关天，医生承担的压力也格外大，不过，成功之后的职业荣耀感也特别令人振奋。就拿王春生主任来说吧，虽然也遇到过死亡病例家属在医院拉横幅闹纠纷，但老王从业三十年来救人无数，但凡他的专家门诊日，各种疑难杂症挤在走廊里人头攒动，一片黑压压的人群翘首期盼老王敦实的身影出现。

医生上班的时间相对有弹性，但门诊绝不能迟到，尤其是专家门诊，医务处会核查电脑上的开机时间。不过，这条规律不怎么适用于外科名刀，因为这些大牌医生经常会因滞留在手术台上而误了门诊时间，这时就会先派研究生或年轻医生安抚病人情绪，耐心等候名刀出现。

有一回，老王应该在下午一点半开诊的专家门诊，因为一例特殊病例，拖到四点多才开诊。

其余专家的病人都看得差不多了，他的诊室门口依然人声鼎沸门庭若市。

盼星星，盼月亮，终于，老王闪亮登场了。

这些病人，很多辗转来自外地省市，有些事先在网上预约挂号，有些凌晨四点就搬着小板凳坐在医院门口等候排队，有的危重病人躺在推床上还接着氧气袋，结果，都快下班了，医生才露面，他们该如何反应呢？

是指责，是吵闹，还是一拥而上？

恭喜你，全都答错了！

体型富态的老王穿着手术服，帽子都没除，左手端着一杯水，因为连台开刀中饭没吃，右手拿着点心在啃，摇摇摆摆地出现在走廊。

就在看到老王身影的一刹那，所有病人和家属都停止了喧哗。

他们自动在拥挤的走廊里为老王让开一条道，目视他步入诊室。与此同时，一阵经久不息的掌声雷鸣般响起！

那一刻，没有绚烂鲜花，老王目眩神移；走廊水泄不通，老王如沐春风；没有闪光灯，老王头顶自带光环；所有的疲倦、辛劳都烟消云散！

每位医生都会承受委屈和打击，但每位敬业的医生也都享受到过这种浮上云端的自豪和满足，这种美好的感觉实在令人无法自拔，支撑着医生继续在这个行业摸爬滚打。

莫云帆转身离开，我总算松了口气，一屁股坐在椅子上，看着罗倩。

罗倩低下头，两只手拧来拧去。

我想想还是忍耐不住："我都讲过多少遍了，打报告一定要仔细，特别是数字！你今天知道厉害了吧？我告诉你，这个病人家属还不算蛮不讲理的，换了过分的，马上就去投诉了！你上班带不带脑子啊！"

我还没讲完，忽然，罗倩猛得站起来，跑了出去，在我耳边留下一串哭声。

这下，我给弄懵了。

我马上回想自己刚才说的话，气愤是有些气愤，不过，好像也不算激烈啊，退一步说，就算用词激烈，也不至于这样吧？如果连"上班带不带脑子"这种话都能被骂得夺门而出，那还能当医生啊？哪个医生成长的道路上没有被上级医生骂过？连这两句话都承受不住！

总而言之，今天诸事不顺，虽然忙了一早上，饥肠辘辘，但我连去食堂的心情都没有了。

我百无聊赖地坐了两分钟，想想不放心，连续拨打了三次罗倩的电话，她都不接听。

我正在犹豫要不要跑出去找她，小陶进来了。

小陶这半年负责我们科排班。医生每天的工作分门别类各有不同。以我们科来说，每天得有人看门诊病人，有人去心外科手术室做术中经食管超声监护，有人下心导管室跟介入医生一起做心内缺损封堵手术，有人得全院乱转给危重病人做床旁超声，还得派人去体检中心扫体检，不一而同，每个位置都得有人，大家轮流换岗。所以，必须得有一个人负责排班。一般，医院科室会安排一位高年住院医生或者主治医生负责制定排班表，这个排班的人叫作医干——医疗干事的简称。

小陶不但负责本院医生排班，还得管理进修医生，我马上问她，有没有看到罗倩？

"罗倩刚才跟我请了两天假，后天再跟你打报告。"小陶说，"程老师，门口有人等你呢。"

6.3
心肌肥厚查血压

我跑出门外一看，这不是邵阿姨的先生章叔叔吗？

"哎呀！"我拍了一下自己的脑袋。邵阿姨昨晚给我打过电话，说今天给我送四盆花来。上午这么一折腾，我给忘得一干二净！

四盆花装在纸箱子里，为了防止花盆打碎，旁边还塞上泡沫塑料，体积颇为可观。

邵阿姨是我的老病人，在看病过程中与我逐步熟悉。她偶然知道我休息时喜欢在家莳花弄草，一下子跟我找到了共同点，经常给我送点小花小卉，冬天水仙夏天茉莉，我家阳台上从此葱葱郁郁生气勃勃。

有时候下班回家非常疲倦，但看到小植物们青翠欲滴花枝招展，我的心情也随之一碧千里，耳边总能回想起第一次邵阿姨看完病后，像拉家常那样对我说："妹妹，你天天这样看电脑屏幕，眼睛累死了吧？可得注意休息，你年纪还轻呢！"

邵阿姨每次都等我快下班的时候才来送花。她说，花花草草不值钱，但如果上班的时候拎到我诊室，别人还以为程医生公然受贿呢。所以，每次她到了之后都很贴心地坐在走廊里，等我的病人全部看完离开，才进入诊室。估计她也关照了章叔叔，所以直到中午走廊里都没几个人了，这位爷叔还安安静静地坐在我诊室门口。

今天的四盆花各具特色。一盆芦荟，一盆红掌，一盆观音莲，最后一盆是棵枝叶像焰火一样散开的绿色植物，细长的叶子边上满是细小的锯齿，我实在猜不出来，就问章叔叔："这是什么呀？"

章叔叔说："这是她自己培育的菠萝。家里吃完菠萝，把削下的菠萝头种入泥土，只要每周浇一次水，它就会节节长高，叶片层层散开，很好看的。"

我啧啧赞叹："真是太有心了！哎，还麻烦您专门跑一趟送过来。"

章叔叔客气地说："没什么，反正退休在家里。你邵阿姨原本打算自己过来的，但早上晨晨不舒服，她就在家陪晨晨了。"

"呦，晨晨怎么不舒服呀？"我马上问道。晨晨是他们的宝贝儿子，今年研究生刚刚毕业。

"没啥，每天晚上玩电脑不睡觉还不头痛嘛？我们说了他也不听。"章叔叔跟所有家长一样，说起孩子总得数落几句。

"那是，生活要规律，现在的小年轻都晚上不睡，早上不起！"我跟着附和章叔叔。

这几年来，邵阿姨几乎从我的病人变成了一门亲戚。

要说，人与人在茫茫人海中相逢，还真有缘分这回事儿。邵阿姨第一次来做心脏超声，我随口问她有啥不舒服。她说就是来体检一下。

可看完之后，我皱起了眉头："你从来没有高血压吗？"

她摇摇头："从来都没量到过血压高！"

说完，她大概察觉到什么地方不对，问我："妹妹，我有什么问题吗？"

妹妹是上海话中对年轻女子的称谓，从上了年纪的人嘴里说出来，有一种特别的温情。

"嗯，我怀疑你有高血压，喏，你看，你的室间隔基底段增厚了。"我把图像指给她看。室间隔是心脏左心室和右心室之间的隔断。

"增厚？"邵阿姨对这个词一时无法理解。

"就是说，你心脏有一小块地方肥大了！"我赶紧形象化地描述给她听。

"肥大？"没想到邵阿姨听了，说，"肥大不是挺好的，更加有力气！"

我顿时哭笑不得："完全不是这么回事儿！心脏跟人一样，讲究的是苗条匀称，心肌肥大，反而对心功能不利，就跟肥胖的人反而干不了体力活一样！"

"啊？！那我没哪不舒服，怎么会心肌肥大呢？"邵阿姨想不明白了。

我们已经知道，心肌细胞再生能力极差。那么，在某些疾病状态下，为了应付增高的心腔内压力，心肌细胞承受负荷之后只能逐渐变肥变大，借此提高工作效率。但这种代偿不是无限制的。如果压力长期增高，肥大心肌的功能也无法一直维持下去，久而久之，会逐渐演变为心力衰竭。

最常见的引发心肌肥大的心血管疾病，就是高血压。而高血压导致的心肌肥大，首当其冲表现为室间隔基底部增厚。

"可是我去医院量血压的时候，从来都没有高过！"邵阿姨辩解道。

高血压是最为常见的心血管疾病。不过，要确诊高血压，还真不是件非常简单的事。因为人体血管内的血液不断流动，血压也在无时无刻不发生变化。有些人在医院的血压测值在正常范围内，但是在家中测量的血压却高出正常标准，偷偷升高的血压十分隐蔽。

隐匿性高血压是持续性高血压的前驱症状。更让人坐立不安的是，在正常血压人群中，隐匿性高血压的比例接近十分之一。

我跟邵阿姨如此这般地介绍了一番，邵阿姨说："这倒是要当心了，可是我就

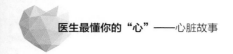

是量不出来血压高，怎么办？"

怎么办？这难不倒医生，我建议邵阿姨去做动态血压检查。

动态血压跟动态心电图差不多，也都是心电图室的常规检查项目，就是把小型便携式动态血压记录仪绑定在人手臂上，测定昼夜24小时每间隔一定时间内的血压值。包括收缩压、舒张压、平均动脉压、心率等项目。

为了让邵阿姨心服口服，我继续喋喋不休地进行宣教，我国每10名居民中就有3名患高血压，但只有三分之一的人得到确诊，接受有效降压治疗的，仅有区区4.2%。也就是说，大部分高血压患者不知道自己有高血压病。如果隐匿性高血压没有得到及时诊治，就会跟持续性高血压一样，造成各种心血管疾病。而且，值得注意的是，即使在已经接受降压药物治疗的高血压人群中，隐匿性高血压的比例也挺高，也就是所谓的"隐匿性未治愈高血压"。

"所以，你还是去做个动态血压检查，有则改之，无则加勉。"我洋洋洒洒说了一大通之后进行最后总结。

邵阿姨的动态血压结果提示，她24小时平均血压为142/78mmHg。

人体动脉内的血流呈脉冲式搏动，因此血压分为收缩压和舒张压。偶测血压，也就是随机测量血压的时候，收缩压的正常上限为140mmHg，舒张压的正常上限为90mmHg。

动态血压的标准与偶测血压略有不同，其24小时平均收缩压/舒张压的正常上限为130/80mmHg，白天平均压为135/85mmHg，夜间平均压为120/70mmHg。邵阿姨的隐匿性高血压在24小时昼夜血压监测下显出原形，我建议她服用降压药。

邵阿姨心存顾虑："不吃药行不行啊？我听人家说，这高血压药一吃上就没法停！"

我啼笑皆非："吃降压药是为了保持血压平稳，从来没有吃上就不能停的说法！你要停随时可以停，只不过一旦停药，血压还会增高！"

邵阿姨还是不放心："那西药不是都有副作用吗？"

我摆摆手："降压药的副作用跟疗效相比，绝对是利大于弊。反之，长期高血压造成的心脑血管损害，对人体的伤害比药物副作用不晓得大多少！"

邵阿姨这才点点头："妹妹，听你的！"

6.4
都是低血钾惹的祸

两天时间一晃而过。

第三天是周五，我早早来到诊室，罗倩已经就位。我进入诊室的时候，她已经启动心脏超声诊断仪，打开电脑，叫了一个病人躺在床上了。

一天的规律工作就此开始，连喘息和上卫生间都抽不出空来，直到中午12点才算能歇一口气。

最后一个病人离开之后，我刚想对罗倩开口，说那天是我脾气急了——在人的一生中，会与数不清的人擦肩而过，并非每个人都能成为知己，既然萍水相逢，何必留下遗憾，我觉得没必要让她在我们医院的进修生涯留下阴影。

结果，她把目光投向窗外，先开口说道："程老师，对不起，前天给你添麻烦了。"

她这么一说，我更加不好意思了："哪里，我也有错，我应该自己再看一遍报告。"

罗倩没有再说客气话，深深地低下头去："就在那前一天，我们家爷爷接孩子放学的时候，被车蹭了。"

听了这句话，我的心里炸开了锅。原来她家里发生了事故，所以才心神不宁，我还那么说她，太不应该了。

我赶紧问道："情况不严重吧？爷爷现在在哪里？要不要转到我们医院来？"

罗倩摇摇头，说："还好，就是擦破了一点皮。"

我接着又问："那孩子呢，也没事吧？"罗倩的儿子六岁，前面偶然闲聊的时候，她说孩子是她公公婆婆一手带大的。

"孩子也没事。"罗倩回答道。

我松了一口气："那就好，上海马路上的车太多了，尤其老人和小孩，得特别当心。"

罗倩听了，又把目光移向窗外："程老师，你饿了吧，你先去吃饭吧。"

不知为什么，我觉得罗倩有点怪怪的，我本能地觉得在她身上可能不止发生了这点事。

我说："还好，我早饭吃太饱了，到现在都不怎么饿呢。"

我这么一说，罗倩收回目光，看着我说："那，程老师，我能跟你说说话吗？"我心想，还真被我猜中了："好呀，说什么呢？"

罗倩的目光又挪开了。

我想我主动一点可能比较好，就开玩笑地说："我女儿越来越不像话了，她去外婆家，我爸劝她多吃鱼，说宝宝多吃鱼会聪明，你知道她怎么反驳外公？"没等她回答，我主动爆料答案，"她说，外公瞎讲，外婆烧了这么多鱼给你吃，你也没变聪明，反而吃出了高血压！"说完，我忍不住哈哈大笑起来。

罗倩总算露出一丝笑意："哟，她可真行！"

我看她的情绪没有那么紧绷了，就说："嗨，每个人都能遇到意外，以后让爷爷小心一点好了，毕竟还带着孩子。"

罗倩听我这么一说，脸上的笑意又消失了。

她又把目光移动向窗外："程老师，我们家爷爷不是不当心，他是吃药吃的。"

"啊？"我又糊涂了，"爷爷什么毛病？吃了什么药啊？"

"爷爷发现高血压三年了，一直去我们医院开缬沙坦吃，血压挺好的。两个礼拜前……"罗倩说到这里不知道为什么了踌躇了一下，"两个礼拜前药吃完了，他就到小区门口的社区卫生中心去配高血压药。社区卫生中心的医生说马上天气转凉，他的降压药得加点儿，给他开了缬沙坦氢氯噻嗪复方药片……"

听到这里，我打断了罗倩："结果爷爷低血钾了，对不？"

当一种降压药不能控制血压的时候，就需要联合两种或者几种不同类别的降压药，而非单药加量。所以，不少高血压病人需要服用不止一种降压药。但是，药物品种多了，病人会觉得麻烦，尤其是老年病人，更加容易出错。因此，复方降压片应运而生。

所谓复方降压片，就是将几种不同类别的降压药做成一个药片，不但服用起来简单方便，而且疗效增强，且能削弱药物的不良反应。因此，社区卫生中心的医生给罗倩公公开复方降压制剂无可厚非。

但是，这个复方降压片中含有利尿剂氢氯噻嗪，这种药物有可能诱发低血钾，血液中的钾离子浓度降低之后，人会觉得浑身发软，没有力气。正常饮食的人，由于平时摄入足够的钾，一般不至于发生低血钾。但对于由于各种原因导致食欲下降、胃口大减的人而言，就容易出事。对于这类人，要想服用氢氯噻嗪，要么在医生的指导下与另一种利尿剂螺内酯一起吃，负负得正；要么就一边吃氢氯噻嗪，一边补钾。

罗倩的公公正是因为吃了复方缬沙坦氢氯噻嗪片，又没有监测血钾，结果血钾降低，浑身乏力，牵着孩子过马路的时候避让不及，才被车辆蹭了一下。

得知了个中原委，我根本没当一回事："这不算什么大事，以后你家爷爷吃药，你多长个心眼儿看看不就得了。"

没想到，罗倩又把目光移向窗外："程老师，没有以后了。"

6.5
总有一款适合你

我被罗倩弄糊涂了："你们家爷爷不是没事吗？怎么就没有以后了？"

罗倩停顿了一会儿，说："程老师，很多人都跟公公婆婆处不好，但我不是。我公公婆婆真的是把我当自己亲生女儿待。我上完班回家，啥都不用干，把小宝带好就行。"

原来罗倩的儿子叫小宝。

"那也是你性格好。"我说。三代人住在一个屋檐下，不可能没有矛盾，只有互相宽容理解才能和和睦睦。

"我确实不太计较小节，不过，说到底还是两个老人好。"罗倩再次强调。

我心里那个晕头转向。这罗倩究竟是怎么啦？留我跟她说话，却翻来覆去讲这些不着边际的事情。

我只好顺着她的话说："人跟人相处，就像镜子一样，无论是好是坏，都一个巴掌拍不响。你肯定也对两位老人不错。"

"嗯。你都不知道我公公的高血压多么麻烦，他发现高血压……"说到这里，罗倩又停顿了一下。我都纳闷死了，高血压是最为常见的心血管疾病，一个老头儿有高血压，你至于吞吞吐吐的嘛？我问诊老年男性梅毒性大动脉炎病史的时候，人家都比你爽快！

罗倩接着说："一开始给他吃贝那普利，他日夜干咳不止；再给他吃氨氯地平，他血压倒是降下来了，但是双侧脚踝水肿，牙龈也增生，还脸红头痛；反正，降压药说明书上的副作用他每项都灵验，最后换成缬沙坦才总算安生。"

"这也很正常，降压药原本个体差异就大，一种不行换另一种，总有一款适合你。"我说。

"是啊。"罗倩说完这两个字，头又低垂下去。

我看看时间不早了，这么有一搭没一搭也说不出个道道，正打算起身。

罗倩忽然说道："我本来以为经过这么长时间，自己已经耐受了，但真正发生的时候，还是承受不住。"

我听了更加无所适从，这都哪跟哪呀。

罗倩转过脸来，看着我说："程老师，我离婚了。"

我脑子一时转不过来。眼前的这个年轻女医生要职业有职业，要相貌有相貌，要能力有能力，咋就离婚了呢？

转念一想，我真是该死，人家连续发生这么两件事，当然受不了啊，我居然一点都没看出来，没看出来也就算了，还把人家给骂了一顿。

一时间，我又想道歉又想安慰又想自责。

罗倩继续说道："程老师，你比我年纪大一点，我觉得跟你蛮投缘的。我能不能再耽搁你一点时间说说我的事？"

我连忙点头。

"这件事已经折腾三年多了。"罗倩一脸落寞，"结婚的时候，打破脑袋也想不到他会这样。"

"过去的事情就让它过去吧。"我不知该说什么好。

"这么长时间，我原谅了他三次，他依然不能悔改。"初秋温煦的阳光射入房间，罗倩的眼睛依然很好看。

死不悔改？第三者？我脑海里首先浮现出这个想法。

"程老师，他吸毒。"罗倩低声说出来，我忍不住啊了一声。

"没想到吧？我也没想到，我们家爷爷奶奶也没想到。我上班很忙，从小宝出生，爷爷奶奶就来到上海帮忙带孩子。我老公，"罗倩说到这里，自嘲地笑了一下，"现在他已经不是我老公了。孩子爸爸因为工作关系，每个礼拜回家一次。直到小宝快上幼儿园的时候，我们都过得挺好的。但是，就在那个时候，我们发现他不知道在外面被谁带坏了。"

我实在说不出什么，只能静静地听罗倩继续叙述。

　　"这对我们来说真是晴天霹雳。他彻底变成了一个我们不认识的陌生人，自己的收入全部花光，不养孩子不养老人，还千方百计问我要钱。我不给他钱，他就向我们共同认识的朋友借，让别人找我还钱。"

　　"我们什么办法都想过，一开始还觉得羞耻，瞒着掖着。但他借钱越来越频繁。我们也顾不得脸面了，我找了我们医院转业到公安局的同事，把他送进戒毒所。他从戒毒所出来没好几天就故态重萌。进进出出了三次，我最后只能放弃，这个人已经烂掉了，没有救了。"

　　我看着罗倩，心里五味杂陈。才三十出头，她这短短的两段话，包含了多少辛酸啊。

　　"他第二次被送进戒毒所的时候，我就已经死心。我和小宝不能跟着他一起腐烂，我要离婚。可是，爷爷奶奶毕竟无法割舍亲生骨肉，两位老人一起央求我，再给他一次机会。我受不了老人的眼泪，爷爷原来一直身体硬朗，高血压都是被他气出来的。可是，我心软的结果是再一次重复噩梦。这次，我下定决心放弃他。"

　　罗倩的语气依然平静，但大串的泪珠从眼眶滑落："程老师，我们当医生上班就已经够累的了，我还摊上这么一个男人。我一度想过死。但我不能死，我还有小宝。这三年，我天天像被架在火上煎熬。"

　　我伸手搂住罗倩的肩膀："别哭了。"

　　"现在……彻底过去了。我给了爷爷奶奶一点钱，把他们送走了。他们都是好人，但是，我实在没办法每天再面对他的父母。程老师，别说我心狠，血浓于水是天性，他们的儿子再烂，他们也不希望我跟他离婚。可我只是一个非常普通的女人，就这么一点点能力，只能照顾我自己和小宝……"讲到最后，罗倩泣不成声。

　　我心如刀绞。

　　下午还要上班，我让罗倩在诊室躺会儿休息休息，我们做超声的啥都没有，就是床多，中午铺张大单就能睡觉。我去食堂吃饭，吃完顺便给她带份盒饭回来。

6.6
妈妈的降压药我能吃吗

安顿好罗倩，我回到办公室，看到办公桌上的观音莲，想起还没谢过邵阿姨的花呢。我掏出手机拨通电话："邵阿姨，晨晨后来没再头痛吧？"

邵阿姨回答说："前天上午多睡了一会儿，后来说好了上班去了。刚刚到这家公司上班，请假不好。"

我想起章叔叔的话："他晚上打电脑打到几点啊，男小囡就是贪玩。"

邵阿姨立马说："就是！这么大了还不省心！讲他还不耐烦，自己隔不了几个月就头痛一次，一点记性都没有！我最好他赶紧找个女朋友结婚搬出去，眼不见为净！"

"隔不了几个月就头痛？"我隐隐觉得不对，"那他头痛的时候有没有量血压？"

"血压倒是没量，不过晨晨才26岁，这么年轻也会高血压吗？"邵阿姨不太相信。

"高血压跟遗传有关系。虽然多见于中老年人，但并不代表年轻人血压不会升高。"我嘱咐邵阿姨，"下次他再头痛，就给他量个血压。"

高血压的症状因人而异。早期仅仅会在劳累、精神紧张、情绪波动后发生血压升高，并在休息后恢复正常。有些人没有任何不适，另外一些人也只是略有头晕、头痛、颈项板紧、疲劳、心悸等感觉。只有当血压骤然升高、达到一定程度时才会出现剧烈头痛、呕吐、心悸、眩晕等症状。因此，如果出现不明原因的头痛，不妨量个血压排查一下。

跟邵阿姨打完电话，就到了下午上班的时间。

经过中午的推心置腹，罗倩跟我产生了一种微妙的默契。

她继续跟着我打报告，手脚还是那么利索。核对电脑屏幕上的文字时，我的目光掠过她的侧脸。她的鼻梁高高的，薄薄的嘴唇因为精神集中紧紧抿着，让人心疼。

但是，罗倩请假的次数渐渐多了。先是不参加每周四中午的业务学习。我们每周四中午会利用午休时间讲疑难病例。疑难病例讨论是最吸引医生的学习形式，每个复杂病例从临床表现到各项检查，抽丝剥茧一步步接近事实，这过程就像侦探小说一样引人入胜。疑难病例讨论的时候，会议室每次都人满为患，但人群中却看不到罗倩的身影。

没有人会注意一个进修医生参不参加科会，这个原本就是自愿的。只有我在心里叹息，她太辛苦了。小宝的爷爷奶奶不在了，罗倩一个人带着个6岁的小男孩，家里家外都是她。生养过孩子的人都有体会，这个年龄的小孩事最多，顽皮、不懂事、瞎吵闹，还特别容易生病，幼儿园班级里有一个人打喷嚏，马上就是一片咳嗽流鼻涕。

然后，就是迟到早退。负责排班的小陶说了她几次，我看罗倩面露难色，就悄悄拉了小陶，私下跟她含糊说了两句罗倩家里有事，小陶也就算了。罗倩前后总共进修三个月，原本就是师父领进门，修行在各人，你不愿意好好学习，谁也不会牛不喝水强按头。

三个月时间一晃而过，罗倩告别的那天，买了一袋车厘子非说要送给Happy吃，我推让了半天也没成功。

再上门诊的时候，身边换了一位打报告的进修医生，我反而不习惯起来。我衷心祝愿这个高挑的姑娘今后的道路别再这么崎岖坎坷。

元旦之后就是春节，虽说现在医院没有淡季旺季之分，一年到头跟火车站一样熙熙攘攘，但临近过年的时候，病人毕竟还是少了一些。

小年夜那天早上，我到了办公室，轻松悠闲地先倒水擦桌子。

邵阿姨拉着一个眉目清朗的大男孩走进来："程医生，晨晨今天早上起来又头疼，我给他量了血压，可不得了，上面180，下面110！急得我电话也没打，叫了出租车就来找你了！"

我赶紧让他俩坐下。晨晨有些不自在，嘀嘀咕咕地："有啥事情啦，就算血压高了，吃点你的药不就行了！"

我听了严肃地跟他说："那可不行，即便是母子，血压升高的原因也未必相同，吃药还得看个人。"

高血压虽然常见，但却是一种由多基因遗传、环境及多种危险因素相互作用的全身性疾病。高血压有明显的遗传倾向，根据统计，人群中至少20%～40%的血压变异是遗传决定的。因此，父母与子女同时罹患高血压的情况十分常见。

但是，人体的血压具有波动性，随着年龄的增长，动脉弹性减退，中年人和老年人的血压特点也各自不同，降压治疗的方法也存在差异。尤其是青年或中年高血压患者初次发现血压升高时，首先应排除继发性高血压。

即便确诊为原发性高血压，也要先采用调整生活方式的治疗措施，如减轻工作压力、调节心理紧张状态、休息、饮食清淡等以后，再次复查血压，一些轻症高血压患者的症状有可能就此得到缓解。如这些方式不能奏效，再行正规药物治疗。目前，高血压病人的治疗必须根据病人的高血压程度、合并疾病情况等量体裁衣。

这种个体化治疗，不但能避免延误继发性高血压的原发疾病病情，而且可以避免服药不当造成的低血压；所谓血压达标，是要将血压控制在正常范围内，而不是一味降低血压。降压效果不佳或者用药不当导致低血压，都会对患者造成伤害。此外，还能减少药物的不良反应。

这一番话说得母子俩心服口服。邵阿姨说："就是！所以不放心，今天一定要把他拖过来看，否则马上过年医院都放假了！"

我给晨晨测了一下血压，还真是高了，就让他去挂号："你年纪这么轻，高血压得排查继发因素，挂号以后给你开检查。"

"啊？还要开检查？我以为弄点药吃吃就算了。"晨晨呲牙咧嘴地说。

邵阿姨拍了一下他脑袋，母子俩拉拉扯扯地走了。

等他们回来，我已到诊室。看着电脑上的工作站，忽然，我发现了一丝蹊跷，笑着说："你叫陈晨啊，咦，你怎么没跟爸爸姓，也没跟妈妈姓？"

6.7
嗜铬细胞瘤

我说完这句，母子俩没有一个搭话。

我抬起头，迎面看到邵阿姨的脸色从刚才的焦虑变成了寂寥。而陈晨则一言不发。

我不知道究竟哪里出了差错，赶紧岔开话题："先去做个腹部B超吧，看看肾脏和肾上腺。"

邵阿姨的脸色这才缓和一点："为啥要看肾脏？"

我开好检查单，盖上我的处方章，刚想解释，忽然罗倩给我打了个电话，我一边接电话，一边把检查单递给陈晨，示意他先去缴费检查。

"罗倩，你都一个月没打过电话了，现在怎么样？"我抱着手机说。

"我嘛，还行！程老师，你在上班吧？我待会儿十一点多去看你！"从罗倩的声音判断她的状态还不错，我也很开心，"好呀，今天小年夜，病人不多，我在诊室等你！"

把上午的病人看得差不多的时候，邵阿姨和陈晨回诊了。

我眼睛瞄过陈晨的检查报告，噢，我的老天，还真是个左侧肾上腺占位！

我皱了眉头："陈晨，你还要做检查。"

"啊？！"这个小伙子大清早被老妈拖着跑上跑下，早就不耐烦了，"怎么还要做检查？做什么检查？"

我扭头对邵阿姨说："陈晨间歇性发作的头痛不是打电脑打出来的，而是肿瘤引起的，你看，他左侧肾上腺有占位，我觉得是个嗜铬细胞瘤！"

邵阿姨脸唰的就白了："肿瘤？陈晨也长了肿瘤？"

我听了觉得不对头，啥叫"也"长了肿瘤？

但得先就着刚才的话继续跟他们母子解释，高血压分为原发性和继发性。原发性高血压占到所有高血压患者的90%；剩下的10%病人，其血压增高是其他疾病对心血管的影响或者表现，慢性肾小球肾炎、肾动脉狭窄等都伴有血压升高症状，嗜铬细胞瘤也是病因之一。

嗜铬细胞瘤80%~90%位于肾上腺，这种肿瘤会分泌大量儿茶酚胺，引起血压升高。有些会突发严重高血压危象，危及生命。不过，这种肿瘤及时早期诊断之后，可手术切除，病人的继发性高血压也会随之消失。

我让陈晨到一楼检验科进行血液和尿液儿茶酚胺及其代谢物测定，下午做肾上腺CT检查。

陈晨这会儿大概也意识到了事态的严重性，他笑着对邵阿姨说："没事，妈，我自己下去化验。"

乱了方寸的邵阿姨非要跟下去，陈晨对我挤了一下眼睛："不用，妈，我去化验小便，你又不能进男厕所！"

陈晨一离开诊室，邵阿姨一屁股坐在我对面，面孔煞煞白。

我把椅子向她挪了挪："邵阿姨，别急，嗜铬细胞瘤手术效果挺好的，我先生就是泌尿外科医生，如果检查下来确定是这个毛病，我让他给陈晨开刀！"

邵阿姨仿佛没有听到我说话，喃喃自语："怎么孩子这么年轻也长了肿瘤？"

我去饮水机上给邵阿姨倒了一杯水。

邵阿姨喝了两口，总算平静了一点。

她看着我说："陈晨不是老章的小孩。"

我大吃一惊。

自打相识，邵阿姨给我的感觉就是一个幸福自得的上海阿姨，虽然年过半百，但出门总要涂点淡淡的口红，卷发肯定用摩丝打理过，一口软糯的上海话轻轻细细，眼角眉梢看到人都是笑意，特别能让人亲近。章叔叔我也见过几次，除了那次给我送花，有时候邵阿姨来看病他也陪着。在我印象里，邵阿姨就是那种命特别好的上海女人，跟温室里培育的花朵一样，恬然宁静，与世无争。要不是这次，我怎么也不会想到这位阿姨身上原来有这样的故事！

"陈晨三岁的时候，他爸爸生病过世，就在你们中山医院。"邵阿姨目光迷离，回忆往事，"一开始，他爸爸总是莫名其妙晕倒，心电图说是3度房室传导阻滞，送到你们医院装起搏器。但住在心内科病房的时候，发现他的心脏不好是因为长了淋巴瘤。"邵阿姨的语气逐渐平静，"撑了半年，走了。"

"他爸爸走的时候，我有三个月时间倒在床上，天天以泪洗面。"邵阿姨说。

"但陈晨不能一直让外婆带。我只能强打精神，去上班，做家务。"邵阿姨的声音轻轻的，神色也轻轻的，"后来，碰到老章。老章对我和陈晨都挺好的。这一晃二十多年过去了。"

我对邵阿姨的话唏嘘不已。

就在这时，罗倩进来了。

邵阿姨对我说："你先忙吧，我去看看陈晨检查好了没有。"

我原本想把邵阿姨和陈晨带去紫竹苑吃中饭，但不知道罗倩今天过来是不是有事找我，也就算了。

6.8
今年过年不送礼，要送就送血压计

罗倩今天穿了一件大红毛呢大衣，样式简洁大方，配上她高挑的身材，特别精神。

我给她也倒了一杯水："今天不上班？怎么有空过来。"

"程老师，我不当医生了。"她还没坐稳就给了我一个突如其来。

"你辞职了？"我惊讶不已。

"应该不算辞职吧，我转业了。"罗倩料到我肯定搞不清楚状况，"部队裁军，首先精简部队医院，领导鼓励符合条件的医生转业。我从你们中山进修回去之后，积极响应中央军委号召，一个月就办好手续脱了军装，接下去我就是一名光荣的人民警察同志了！"说完，她朝我挤挤眼睛，"有编制的！"

我被她的话弄得晕头转向："你一个医生摇身一变当上警察？你会当警察吗？"

罗倩不禁莞尔："不会就学呗，反正就是个片儿警，上传下达执行命令就行。"

我看着她满不在乎的样子，觉得可惜："你也当了十年医生了吧，就这么把专业给放弃了？医学这玩意儿跟其他专业不同，中途而废，以后再想捡起来可就难了！"

罗倩的神色渐渐凝结："程老师，我今天过来就是跟你聊这件事的。虽然我已经做了决定，但其实心里一直忐忑不安。因为转业、迁户口各种手续太多了，所以才拖到现在。"

电脑叫号系统上已经没有病人。我点击鼠标关机，转过身来正面看着罗倩："那你今天想跟我聊啥？"

"程老师，我转业是不得已。现在医生头上的指挥棒太多了，除非升上高级职称，否则一年到头有考不完的试，我是医学大专毕业，工作以后才念的成教本科，应付日常临床工作还行，但要让我像你们中山医院的老师一样做实验写论文，打死我也憋不出。晋升不上去，就是五天一个夜班。"

说到这里，罗倩的声音惆怅起来："我家离医院很远。以前爷爷奶奶在，从来不觉得路程长短是什么问题。爷爷奶奶走了，时间顿时入不敷出。在你们这里进修的时候，厚着脸皮，下午还能早点溜走去接小宝。回去之后，日子根本没法过，上日班，幼儿园晚托班都放学了，可怜的小宝只能待在门卫室；值夜班就更糟了，还好我家楼下阿姨看我六神无主，帮我搭了一把手，让小宝住在她家。"

"这可怎么弄啊？"我皱起眉头，抓了抓头发说："你父母不能来上海帮帮你吗？"

"我妈前年就过世了。"罗倩淡淡笑了笑，"我妈查出来高血压，我给她买了血压计，让她自己量。她没当回事，就在家门口的医院随便开了点药，以为吃了药就好了。我……前年发现了小宝爸爸……我非跟他掰，闹得不可开交。结果让我妈知道了，又急又气，39度的高温往上海赶。我去接站，时间都过了半个小时，还没见她人影，打了好几次手机才接通，她快到上海的时候晕倒在车厢里，接电话的是火车站医务室的医生。"

罗倩讲述的语气波澜不惊，我的心却紧紧揪了起来。

"高血压没好好控制，受到刺激，在火车上急得脑溢血了。我妈还有糖尿病。我赶紧喊了救护车送到我们医院抢救，在我们重症监护室待了一个半月，当中人清醒过几天，最后还是走了。"

罗倩看出我的心情，抓住我的右手，故作轻松地说："程老师，你看，我虽然只活了半辈子，却把别人一辈子都经历不上的事情都轮遍了。"

我忽然想起一件事："罗倩，警察不也值班的吗？"

"是，值班更勤，四天就一个班。"罗倩看了我一眼，语气胸有成竹，"反正医生是很难当下去了。转业去哪里，我想了一天一夜就拿定了主意。当警察工作稳定有保障。而且，天无绝人之路，正好这次我可以去我家附近的派出所。我是这样打算的，白班的时候接送不成问题；值夜班也不怕，我家离派出所走路才十分钟，我把小宝安顿好再去，第二天小宝自己起床吃早饭，我下班送他去上学。"

我心疼地说："小宝才6岁。"

"过年就7岁啦，程老师，今年下半年小宝就上小学了。孩子一下子就懂事了，跟我说，妈妈，我没事，我是男生！"罗倩装作不在意的样子，淡淡的雾气却逐渐在她的双眸升腾。

"唉……"我只能轻轻叹息。

罗倩停顿了一会儿说："程老师，你不用为我难过。最难的时候已经过去了。我觉得吧，一个人活在这个世上，日子再难，归根结底，还是得自己拿主意，自己抉择。"

"一开始发现小宝爸爸的事时，我的天都塌了。虽然他在外地工作，一个礼拜才回家一次，但我们一直都挺好的。我们结婚装修房子的时候很穷，买了一黄鱼车红砖，因为送到四楼得多花50块钱，他二话不说卷起袖子自己踏黄鱼车自己搬，一车红砖搬好，虎口都裂了。我怀小宝的时候，冬至那天晚上滴水成冰，他刚到家，我突然想吃乔家栅的鲜肉汤团，他鞋子都没换，转身下楼买了汤团才回来。"罗倩的语气轻轻的，仿佛在讲别人的事，"我怎么也没想到，他吸毒之后会变成那样。毒品真的不能碰，一碰就变成另外一个人了，一个完全不认识的人。"

考虑到病人需要脱衣服检查，医院诊室的中央空调总是特别热。罗倩在诊室坐了会儿，起身把大衣脱掉："程老师，你们科只做心脏超声体会不到，我们超声科虽然有值班室，但急诊很多，一晚上就是在不停地做仰卧起坐，躺下没多久就会被叫起。我心里又牵挂小宝，整晚没法合眼。人疲倦到一定程度的时候，大脑反而格外清醒。我仰面朝天躺在值班床上，忽然想起，我在这个宇宙里面究竟算什么呢？"

"我假想如果有一个巨大的镜头原本对着我，然后从我的脸上挪开，逐渐拉伸，先是我们医院，然后是上海，然后是中国，然后是地球，然后是太阳系，然后是银河系，然后是整个浩瀚的宇宙。就在那一刻，我释然了。我原本就只是宇宙中的一颗尘埃，因缘际会各种元素组成了我这个生命，在我之后，这些元素分崩离析之后还会组合。生命是什么？生命只是这个宇宙中微不足道的时间碎片。我所能支配的，也就是我这短短几十年而已。既然如此，我就应该凭靠自己的意愿好好生活，这短短的几十年，我要为自己做主。"

"既然已经发生的事情无法回头，我就只能勇往直前。我给自己列了个表，我需要什么，我可以放弃什么，然后把这些放在心里的天平上进行权衡。程老师，你讲得没错，我当了十年医生，但是现在转业我不后悔。专业固然重要，但我怎么带好小宝、怎么掌控自己的生活更加重要。"

"嗯。"听了她这一番话，我重重地点了点头。

罗倩继续说道："这就是我今天过来想跟你讲的话。其实这些话我已经将过千百遍，但是还想对着一个人讲出来，也算是给自己的一个总结吧。"

"一切都会好起来的。"我看着眼前这张镇定的年轻脸庞说。

"是的，我也是这么想的。按照事物发展的客观规律，没有永远的好，也没有永远的坏。再说，就算坏，也得面对。"罗倩伸手拿过她的大衣，"程老师，又耽误你吃中饭了。谢谢你听我说话。"

我拉住她："哪里的话！十二点都没到呢，再聊会儿！"

"不了，程老师，我得赶回去接小宝，下午我们回老家去看他爷爷奶奶。"罗倩一边穿大衣一边说，"春节之后，我就去派出所正式报到了。"

"嗯。"我点点头。

"小宝昨天晚上问，能不能接爷爷奶奶回来住？"罗倩说。

"这孩子……"我忍不住感慨道。

"我说不啦，我们有空可以去看看爷爷奶奶，但你已经长大了，不用他们照顾了。"罗倩迅速看了我一眼，"程老师，我就这么点能力和收入，没办法再照顾两个老人。我只能量力而行。而且……"

罗倩的眼神一瞬间闪过迷茫："我想跟过去决裂，开始全新的生活。"

"理解。"罗倩穿好了大衣，我把她的拎包递给她。

"嗯，昨晚，我带小宝去给爷爷奶奶买了几件新年礼物，特别买了个电子血压计送给爷爷。以后不住在一起，不能相互照顾了，我会跟老人说，好好保重身体，健健康康地活着，慢慢等小宝长大。光吃降压药是不够的，得自己监测血压才行。"

我又重重地点了点头，"对！不如让他在家自测血压，做个家庭血压记录本，这样他在老家，把记录信息给你就行了。"

"这样更好！"罗倩赞同地说。

对于高血压病患者，服用降压药只是手段，血压达标才是目的。但每个人服用不同降压药的个体差异很大，这就得在不断观察的基础上对药物进行调整。这个调整过程，需要病人和医生共同完成。

对于初次诊断出高血压、吃了降压药但血压不稳定的以及调整降压药的病人，建议每天早晨和晚上测量血压，每次测2～3遍，取平均值；至少连续测量6天，作为下一步用药的参考。每天早一次晚一次，将数据记录下来，不但医生看起来一目了然，而且还能避免白大衣效应。

所谓白大衣效应，是因为人体血压容易受到环境和心理因素的影响，因此，不少病人在医院被穿着白大衣的医生及护士测血压时，得出的结果总是偏高的，离开医院回到家里再测量，血压值恢复正常。如果不能鉴别这种由于情绪因素引发的血压升高，也会造成误诊。所以，我们强烈推荐在家里宽松的环境下进行自我监测。

还有一点值得说明，病人总觉得医院里的水银血压计比电子血压计准确。但家庭自测血压，还是推荐简便易携的电子血压计。所谓准不准，其实并不在于血压计的品种，而在于仪器本身。医院血压计的准度较高是因为医院的水银血压计一直在不停校准，而家里的电子血压计买了之后一用就是两三年，从不校对，所以容易出现数值偏差。因此，家里自测血压采用电子血压计完全没有问题，但得注意定期到药店或者维修点去校验。

"罗倩，"我看着她有些不舍，"保持联系啊。"

"当然。"罗倩都走到诊室门口了，忽然又折返回来，"程老师，你眼角也有黄褐斑呢。别让自己太累了。"

"噢，"我摸摸脸颊，"年纪大了呗。"

"不，不，"罗倩认真地指了指自己眼角，"你看我也有。我专门问了皮肤科同事，女人的黄褐斑就是气血不调，要么劳累过度，要么心神焦虑，不过，好好调理能消退的。"

我笑了："那你先调理，告诉我心得。"

"一言为定！"罗倩眨巴了一下眼睛，"毕竟，我以后还是要找男朋友的！"

6.9

这些年，Happy吃过的草鸡蛋

送走罗倩，我换下白大衣准备去食堂，一摸口袋，有两张随访病人光盘落在诊室了，索性重新套上白大衣去拿。

今天中午潘阿哥连班。因为病人实在太多了，我们现在不但延长下午工作时间，而且中午还排连班，潘阿哥说，再这样下去，就要跟工厂一样三班倒了。

潘阿哥是个上海"老克勒"，距离退休年龄还差一年。他特别喜欢画画，除了当医生，闲暇时间还会画水彩画挂在泰康路卖给外国友人。

我刚到诊室门口，就听到潘阿哥用他那不标准的上海普通话在问病人："你平时自己给自己打针吗？"

我很纳闷，这叫什么话呀？再一看，跟着潘阿哥学习的两位进修医生已经被逗得扬起嘴角。我刚想打趣潘阿哥，眼睛正好看到心超检查仪屏幕上的图像，当即不说话了。

心超屏幕上，病人的心脏虽然在活泼泼地跳动，但三尖瓣上两大团柔软蓬松的占位，正随着瓣膜启闭飘来荡去，散发出邪恶的死亡之光。这是典型的真菌性心内膜炎的表现。对于这种类型的感染，救治的可能性微乎其微，多见于恶性肿瘤、体质极度恶化的病人以及吸毒者。

我再看床上躺着的病人，是一个非常年轻的女孩子，可以看得出五官甚为秀美，但苍白的面色和冷漠的表情，都提示这具躯体已经是行尸走肉。

因为是冬天，潘阿哥看不到她的胳膊，又不能直截了当问她是不是吸毒，才自行创造了这么一句问话。虽然听上去不伦不类，但语气中充满了痛惜。

我悄悄地拿好光盘离开诊室，想起罗倩刚才离开时的笑容，深深吸了一口气。

下午，陈晨的加急CT检查结果出来了，果然是个嗜铬细胞瘤。

我举着CT片子对陈晨说："看到了吧？年轻人高血压，一定要来医院检查，排除继发疾病，如果随便服用降压药，不但不能解决问题，还会延误病情。"

我一看时间还早："邵阿姨，诊断明确了，嗜铬细胞瘤得手术，你们去找我家老刘吧。"

下班回家，我正在做饭，老刘施施然回来了。

我放下锅铲："那个嗜铬细胞瘤能手术吗？"

老刘放下手中的东西，趾高气扬："当然，过好年就收入院！"

话说我们虽然是双医家庭，但在家也是各忙各的，我们心脏科是高大上的白富美，跟老刘这种下水道管道工交集不多。我研究心功能，他关注性功能。不过，也不是绝对的井水不犯河水。全身各个脏器相互关联无法分割，急、慢性肾小球肾炎等肾脏疾病是继发性高血压的重要病因，导致血压继发性骤然波动的嗜铬细胞瘤更是得请泌尿外科手术切除。

嗜铬细胞瘤切除是一种颇具挑战性的手术，对麻醉和手术技巧要求都很高，因为这种肿瘤只要经一点点风吹草动、触碰或牵拉，都会引发短时间内大量儿茶酚胺急剧释放，病人的血压会跟掉进热水的温度计一样直线上升。

我想到邵阿姨的辛苦坎坷，盯着老刘说："这个病人可得当心，要是出什么差错，邵阿姨怕承受不住！"

"放心！又不是第一次开。"老刘大咧咧地把手里的东西往厨房地上一放。

我立刻开始数落："讲过多少遍，放东西轻点——这是梅芳牌鸡蛋吧？你还这么摔！"

"鸡蛋怎么啦？她不每次都放在稻草壳里面送给我宝贝女儿的吗？不会碎！"老刘嫌我唠叨，找Happy玩耍了。

对于刘医生的老病人，Happy是一位绕不过的大人物。在Happy小的时候，老刘陪他女儿玩各种过家家，因为太投入，一天给病人量血压，随口冒出："来，把你的手手伸出来。"那位中年女病人先是被这个高个子外科医生的话弄得瞠目结舌，随之一阵大笑："刘医生，你们家是个女孩吧？多大啦？"再隔一个月，她来随访，带来了特地给刘医生的女儿编织的一件毛衣，紫白相间，半高领和袖口松紧合适，穿了特别保暖，Happy前后穿了两三年，才送给我们科小陶的女儿。

而朱梅芳，是老刘的另一个老病人，因为恶性高血压，来上海看病的时候已经被折磨得骨瘦如柴。她是一例巨大的多囊肾，唯有手术才能改善病情。

老刘把她收治入院。

住院第二天，她那同样黑黑瘦瘦的老公等在老刘办公室门口，前顾后看，暂时走廊里没有人，做贼一样把一个皱巴巴的红包塞进老刘白大衣口袋，撒开腿就跑。

老刘念书时是运动健将，两三步就抓住了他："你砸锅卖铁陪老婆来上海看病，还打肿脸冒充什么胖子！"

朱梅芳的老公还想推让，老刘说："放心吧，昨天就跟你讲了，你老婆的刀我们会尽心的。你要真想感谢，以后你老婆身体好了赚大钱了，再感谢也不迟。"

朱梅芳的手术很成功，不过他们两口子也没发财。他们定期来上海复查，每次都给老刘带一大纸箱子草鸡蛋，全是自家房前屋后放养的母鸡下的。

超市里有各种牌子的草鸡蛋，但没有一个能跟梅芳牌草鸡蛋相比。真正的草鸡蛋，首先个头小，最小的比鸽子蛋大不了多少；其次，大小极端不均匀，颜色也深浅不同；再者，打到碗里，蛋黄偏橙红色。这些还只是表象，一下锅特征更加鲜明，热油一翻炒，只要加点盐，起锅时洒半把葱花，端上餐桌满屋飘香，超市里无论多贵的都没法比。Happy的小鼻子一闻到，立马就会从房间窜出来，抄起她的小勺子大快朵颐。

从她手术至今，快五年了，每年都送两三次，每次都扛一个大纸箱子来。

她说："刘医生，我们没什么东西，就是一点自己家养的鸡蛋，带给你女儿。"

老刘那厮也从不推辞，颔首示意，直接给他的宝贝女儿拎回家。

我在厨房地上摊开报纸，把鸡蛋捡出来。这些饱含心意的草鸡蛋，混杂着稻谷壳，小心翼翼地一层一层码着，尽管经历了汽车转火车再转地铁的长途颠沛，但一百只里才破了两个。

我把鸡蛋分成两包，一包放在门口，打算捎给邵阿姨，给陈晨手术补补营养；一包放进冰箱。冰箱放不下了，我顺手把里面的洋葱拿了出来，今晚索性加个洋葱炒鸡蛋吧。

拿到厨房台面上的两只洋葱，圆圆的，硬硬的，就像生活本身，一层一层剥开，触及内芯的时候，总是让人泪流满面。

CHAPTER 7

时间就是大片心肌

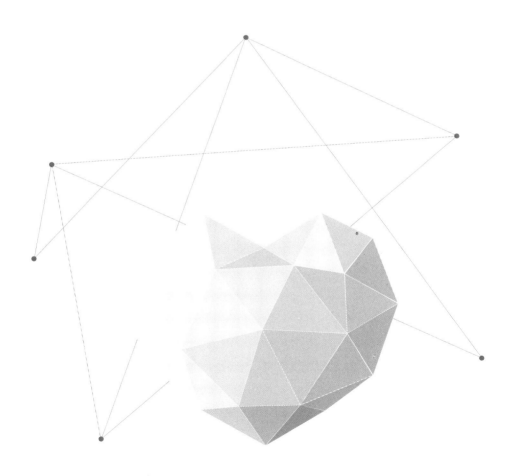

7.1

手里拿着锤子，看谁都是钉子

医院的部门，大致分为内科、外科、辅助科室以及行政。

外科，好理解，老百姓都知道是要动刀子的。不过也会闹笑话，有一年宋凌的丈母娘来我们医院开胆囊结石，我跟她说住普外科病房。老太太没听清楚，我重复了一遍，说："阿姨，给您安排好了，住在普通外科病房。"

宋凌丈母娘马上不开心了，转身对她女婿说："我从老家来上海给你们带孩子，白天晚上都跟着我，累得这个月胆囊结石都痛了4次。这地方人生地不熟，一个个讲话都跟鸟叫一样的，听也听不懂，还不都是为了你们。别的不指望，看病还给我弄个普通外科？我可跟你说，我这次开刀要是没开好，那就卷铺盖走人！"

我一看风向不对，赶紧拉着老太太说："阿姨，普通外科指的是以手术为主要方法治疗肝脏、胆道、胰腺、胃肠、肛肠、血管疾病、甲状腺和乳房的肿瘤及外伤等其他疾病的临床学科，是外科系统最大的专科。普通外科是病房的名称，手术可一点都不普通，宋凌专门跟我关照，给您介绍了我们普通外科做胆囊结石腹腔镜微创手术最有名的主任呢！"

宋凌丈母娘这才不作声。

内科呢，既往是君子动口不动手，比如心内科、肾内科、神经内科、血液科等。不过，随着诊疗手段的发展，内科医生现在既动口也动手。就以我们心脏介入中心为例，手术室每天都热气腾腾，除了开展常规冠状动脉造影、支架植入术之外，心律失常射频消融术、先天性心脏病心内缺损经心导管封堵术也都是常规手术，除此之外，经心导管二尖瓣钳夹术、经心导管主动脉瓣置换术等也在崭露头角，以其创伤小、恢复快的优势，与心脏外科的兄弟们相辅相成，治疗各种结构性心脏病。

而辅助科室，是指除了外科和内科以外的科室，如超声科、放射科、检验科、药剂科等。

行政科室不言而喻，是医院的管理部门，像医务处、教育处、科研处、护理部等等，一般都会集中在医院的行政楼里。

人与环境总是互相影响，医生也不例外。以前有个著名的相声段子，说吃饭的时候点酱爆猪肝，同时进餐的医生会拿筷子夹起一块如数家常："这个有点肝硬化……"

但在我们眼里，不同科室医生的言行举止每天被工作感染而留下的烙印何止如此！比如说，儿科医生遑论性别年资，但凡张口，必定笑容同步温暖绽开，嗓音轻声细气；消化科同道会对人直言不讳："从你的口气来闻，十有八九胃部幽门螺旋杆菌感染"——这种感染者的口气有一种无法消除的臭味——"你啥时候来我们医院搞点三联四联药物吃吃？"至于肆无忌惮榜单排名，老刘他们泌尿外科和妇产科毫无争议并列第一，他们共同的开门见山三板斧都是"脱裤子！""上床！"和"快点！"。

虽然大医院的临床工作极其繁忙，同一家医院不同科室的人没有什么特别事，一年也打不上两次照面。但这并不代表我们不沟通不联络。今天就是一个好日子，晚上，我应邀去跟骨科的兄弟把盏言欢。

要说我一搞心脏的怎么跟骨科打得火热呢？心脏这个脏器可是一根骨头都没有的啊。

那是因为，骨科的脊柱、关节置换、骨肿瘤等等，都是大手术，现在病人多、节奏快，一天四五台手术连轴干活是常事，动辄从早上一上班开到黄昏，病人的安全是头等大事，但是老年病人又常常合并有心脏问题，所以，必须事先评估这些病人的心肺功能是否能够耐受。但我们医院天天车水马龙项背相望，各项检查都要预约时间，开完刀之后的监护室床位更是炙手可热，所以，这就得相互协调。

我呢，就经常被饭长加号加塞、主动或被动协调。

饭长是我的学长，性格粗放，古道热肠，是一名典型的骨科大夫。

做住院医生的时候，我们一起去井冈山社会实践，给老区人民送医上门。骄阳似火下的义诊完毕，大伙儿前胸后背湿透筋疲力尽，他头上扎着毛巾（又能挡太阳又能阻止滴滴答答的汗水淌到眼镜上）继续忙前忙后给我们一桌人铲饭，从此忝名饭长。

在红色革命根据地结交的友谊醇厚深远，并在之后的岁月发酵升华。所以，只要一个电话过来，我情愿中饭不吃午休不睡，加班加点也要给他那些拄拐杖、坐轮椅、行走不便的病人看心脏超声。

饭长为了犒赏一帮兄弟姐妹对他的鼎力支持，今晚召集大家聚餐。

为了赴宴，我中午一点没到就奔去诊室，三下五除二，五点刚过全部搞定，兴冲冲地跑到中山像，跟饭长集合。

拉开饭长的车门，嚯，今晚热闹了。麻醉科的小芳，重症监护室的波波已经就座，我挨着她俩刚在后排坐好，前排副驾驶上的老三声如洪钟："饭长，你搞什么玩意儿呢？"

后排我们仨齐刷刷朝着饭长看。只见他在换挡的同时，迅速在腿上盖上了一块色泽淡雅、图案细腻、田园风格的小毯子。

饭长一边转动方向盘，一边理直气壮地说："开冷气了呀！不保护膝关节怎么行！"

我们四个立马不作声，晓得这个问题是没办法跟骨关节专家饭长理论的。

著名的美国民权运动领袖马丁·路德·金有句名言：手里拿着锤子，看什么都像钉子。这句话用来形容浸淫专业过深的饭长，再确切不过了。

饭长轻车熟路地驶出医院大门，同时诲我等不倦："别跟我提什么冠心病、肺癌的发病率，我们骨关节炎的发病率才是最惊人的！70岁以上人群，骨关节炎的发病率超过50%！我们国家只有5%需要置换膝关节的人能及时得到手术！"

说到这里，他从后视镜中扫了一眼后排我们仨："30度以下就别穿裙子！你们看你嫂子，每年除了七八月份，其余时间都给我穿长裤！有啥比自己的膝关节更重要！"

我们仨都有过冬天臭美穿裙子，迎面碰上饭长被臭骂一通的教训，齐刷刷倒吸一口凉气，再不敢出声，默默接受宣教。

好不容易等到饭长滔滔不绝讲完骨关节炎的世界流行病学统计数据，我们刚松上一口气，这边老三接了个电话："好的，我马上到！"挂上电话他对饭长说："兄弟，对不住了，我得打道回府。"

饭长一个急刹车，老三一秒钟都没耽误，跳下去拦住一辆出租车绝尘而去。

看这架势，肯定又是来了急性心肌梗死。

7.2
医生得值一辈子班

今晚老三跟我都值班。虽然都是on call班，但饭长还是非常体恤地把餐厅订在距离医院只有十分钟车程的徐家汇。

大家都知道，医生要值班。但大家不知道，医生得值一辈子的班。

无论本科、硕士还是博士毕业，刚当医生的时候，职称都是住院医生，然后根据年资、临床工作表现以及科研和教学成绩，逐步晋升为主治医师、副主任医师和主任医师。每一级晋升所需的时间，短则五年，长则……一辈子。经常有朋友问，你们怎么有些人是副主任医师、主任医师，而有些人是副教授、教授？是不是主治医师等同于讲师，副主任医师等同于副教授，主任医师等同于教授？

这个么，大致等同吧……

医师系列是专业技术职称，只要是接触病人的医生，都得按照这个序列进行晋升，与此类似的还有药师、主管药师、副主任药师和主任药师，以及辅助科室的专业技术人员，他们的职称逐级为技师、主管技师、副主任技师和主任技师。除此之外，大型医院还有不直接看病的研究人员，他们的晋升序列依次为实习研究员、助理研究员、副研究员和研究员。

　　而教授、副教授，是教学职称。因为我们中山医院是复旦大学的附属医院，同时承担医学本科生和研究生的教学，所以，医生通过申请和考核，可以同时拥有高等院校教师资格证。对于教学资格，依照学校的规定进行评聘。

　　所以，我们是双轨制，一名医生从看病角度，是主任医师，从教学生的角度，是教授。但是，这两者不完全是一回事。医生首先得晋升为主任医师，然后才能向学校提出申请，达到相应的医教研水准才有机会获得教授头衔。也就是说，教授都是主任医师，但主任医师未必能当上教授。

　　如果您觉得这个关系捋起来有些困难，那就只看专业技术职称就行了。

　　对于医生，职称晋升是无法逾越的坎儿，现在就连民营医院也开始进行职称评定了，职称不但能决定医生的奖金档次和发展机会，最实际的还有值班次数。

　　因为各级医生经验不同，医院的值班分为一线班、二线班和三线班。每天下班之后，各个病区都会有一名值班医生通宵驻守，基本上都是住院医师或进修医师，他们具体负责病人的各种鸡毛蒜皮，比如房颤消融手术病人当天伤口渗血、冠心病病人经桡动脉植入支架后定时给压迫器排气、晚上急诊入院病人的病历书写等等，零零碎碎脚不着地，这就是一线班；二线班通常为主治医师或副主任医师承担，负责一线班处理不了的问题，譬如突发低血压如何调整药物，病人心电监护冒出一连串室速是静脉推药还是直流电复律，一线班处理不了或者没有把握了，二线班随即顶上；三线班，通常是高年资副主任医师或者主任医师，他们年纪大、实战经验老到，如果敌人过于顽固狡猾，一线班和二线班火力不够、无法抵御，那也不能让疾病得逞呀，这时候就邀请三线班（也叫咨询班）华丽登场。在大多数情况下，老将出马，一个顶俩。

　　医生随着年资和职称递升，值班等级随之调高，同时，值班的频次也相应变少。但是，除了科室主任之外，所有的医生都得值一辈子班，只是次数越来越少而已。其实，即便当上科室主任也不能绝对高枕无忧，如果三线班也没搞定，那么科室主任就得风雨无阻赶来医院。这就是为什么我们医院强调医生的手机必须全年365天每天24小时开机的原因。

　　那么，今晚老三跟我值的on call班又是咋回事呢？

On call班，就是有事来医院，没事睡觉班。这种班是最考验人品的。老三值的是急性心肌梗死绿色通道班，我值的是急诊心脏超声班。如果没有危重急症，我们就跟上白班一样，该下班下班，该吃饭吃饭，该睡觉睡觉。但事实证明每个人的人品多少都有点瑕疵，所以经常刚到家门口，或者正跟孩子讲故事，或者半夜甜梦正酣，一个电话过来，立即就得以最快速度赶到医院。

看样子老三今天人品相当不咋地，这才刚下班，就被撸回去了。

徐家汇每天人头攒动，饭长停好车，我们连续等了三波，才搭乘到直达电梯，来到美罗城5楼餐厅就座，饭长开始点菜。

正点到一半，倒茶水的服务员一不小心，把热茶泼在饭长手上。饭长发出一声惨叫。

我们连忙围上去帮忙擦拭，只见饭长被茶水泼溅的右手，从虎口到食指，一连串水泡，在灯光下大珠小珠落玉盘。我们都被吓到了，这家饭店的茶水怎么如此滚烫！

我们七嘴八舌要饭长赶紧回医院处理烫伤，饭长大手一摆，首先对旁边吓得呆如木鸡的服务员安抚道："没事，这些泡不是你烫的！"

小姑娘听了这句话如释重负。

我们纳闷了，当医生虽然智力与体力并举，但毕竟也算个技术人员吧，既然不是烫的，饭长你干啥了把手弄成这样？

饭长啜着茶水说，还不是昨晚人品差到极点。

昨晚饭长二线班。凌晨一点，从睡梦中被叫醒，一线班告诉他，来了个脱套伤！饭长在听到这三个字之后，体内肾上腺素疯狂分泌，达到峰值的激素水平让他一秒钟内就进入应激状态，从值班床上鱼跃而起，扯过白大衣，一边奔跑一边扣白大衣扣子。扣完扣子的同时，人已经抵达急诊。

脱套伤，其惨烈程度，就算是大部分医生，也无法直视。这种损伤顾名思义，是指皮肤和皮下组织如同手套那样成片脱裂，损伤部位的肌肉组织直接暴露在空气中，多见于车祸。不同的脱套伤范围大小不一，昨晚饭长见识了他从医二十多年来最惨重的脱套伤，一个刚上大学的小伙子被大型卡车冲撞，左侧下肢脱套，从股部到脚踝！

如果不能紧急妥当处理，这个正值花季的小伙子将面临截肢！

脱套伤脱裂的组织丧失血供，很快就会坏死，所以必须急诊手术。处理措施就是把脱套下来仍可利用的皮肤修净皮下组织，只剩下真皮和表皮层（这可是真正的真皮哟），然后再将之剪洞拉网，覆盖在失去皮肤的肌肉组织上，直接从肌肉渗血中汲取营养，只有这样，才有重生的可能。这么大范围的脱裂，且形状不规则，修净步骤只能手工剪！就这样，饭长、一线班跟骨科急诊医生，从半夜剪到晨光初曦，才算大功告成，但三个壮汉的手上无一幸免，全都留下一溜大小不一的水泡。

饭长的病例惊心动魄，我们听完，才发现服务员脸色煞白——短短十分钟内，这个小姑娘连续经受两次精神刺激，饭长马上反省自己："别怕，别怕！那个男孩应该会好的，不会截肢——你去催催我们的菜！"

小姑娘逃也似的跑出包厢，在我们继续感慨急诊就是抢时间、每个科室都有难处的时候，老三打我电话了："蕾蕾，你也吃不成了，我在急诊等你。"

我立马站起身："好的，马上！咦，不是急性心肌梗死啊？要我去看啥？"

"一言难尽，你先过来再说！"老三的语气有些不豫。

老三这人，我太了解了，别看他平时嬉笑怒骂玩世不恭，其实处理病人时心思缜密滴水不漏，啥病人能让他为难？

7.3
老母鸡跑到中山变成鸭

还好没怎么堵车，一刻钟后，我已经回到医院，先冲到急诊。路上已经通知了我们科的一线班，她带着我的白大衣，拎着手提超声检查仪跟我前后脚到达。

我一边套白大衣，一边问老三："病人在哪里？"

老三努努嘴。

原来是一位老年男性，正端坐在靠墙的椅子上喝水。

我一看，顿时觉得不对。

照理说，老三被叫来，应该是个急诊心肌梗死。但这位老先生面色红润，神态自若，还能慢条斯理地喝水，一点都不像急性心梗呀。

我启动手提超声仪，问老三："你觉得啥问题？"

老三又努努嘴，丢给我一份心电图。

我一看，恍然大悟。这个病人的心电图，$V_3 \sim V_6$ 导联T波深深倒置，且左右对称。

相信很多病友都觉得心电图这玩意儿高深莫测。只见长长短短弯弯曲曲的线条，医生一瞄，就能判断是否心肌缺血，好厉害！

这是因为心脏自带发电机和电线环路，支配心肌收缩和舒张活动，所以，从体表记录的心电变化能够反映疾病状况。心电图的波形，不仅在发电机和电线故障时会有所不同，心肌受损也会表现异常。

心脏这栋小房子，除了门窗、墙壁和电路完好无损之外，水管子更是至关重要。毕竟，哪家断水日子都没法过。心脏日夜搏动，给全身各个部位的组织脏器送去养分和氧气，心脏自己也需要供给。给心肌供应血液的是冠状动脉系统。

人体冠状动脉有两根，分别为左冠状动脉和右冠状动脉，从主动脉根部发出，逐级分支，灌溉营养心肌本身。其中，左冠状动脉又分为前降支和回旋支。左冠状动脉前降支、左冠状动脉回旋支和右冠状动脉这三支血管如果发生病变，就是大家耳熟能详的"三支"病变。

跟自来水管会长水垢一样，冠状动脉会由于高脂血症、高血压、糖尿病、吸烟、久坐不动等致病因素，在管壁上长出粥样斑块。冠状动脉粥样斑块不但会使血管管腔狭窄，而且不稳定的病变斑块还会破裂，诱导血栓形成，导致血管闭塞。冠状动脉跟心肌的关系，就像河流跟庄稼的关系一样。河流枯涸断水，对庄稼是灭顶之灾；冠状动脉狭窄闭塞了，心肌细胞就会缺血坏死。

因为心肌细胞很难再生，所以每一个细胞都弥足珍贵。发现心肌梗死，最好在6小时内疏通血管，尽可能减少细胞坏死。用药物溶解是一种方法，另一种立竿见影的方法是急诊冠状动脉血运重建术。

冠状动脉造影是诊断冠心病的金标准。医生将一根纤细的心导管循血管进入，到达主动脉根部冠状动脉开口处，注射造影剂，这种造影剂与血液混合，能在X线下显影，显露血管及血流形态。

造影时若发现有血栓形成，医生会采取抽吸血栓、扩张血管等各种手段，尽最大可能保持血管畅通，对于狭窄病变超过70%的血管节段，还可能会在手术中植入支架，尽可能使血流畅通。

因此，急性心肌缺血绝对耽搁不得，原本有冠心病病史，或者虽然不清楚自己是否有冠心病，但有高血压、高脂血症、糖尿病、肥胖、吸烟的人，如果突发剧烈胸口闷痛，千万不要掉以轻心，请尽快就近就诊，以免延误病情。

很多人都知道冠心病发作时会有心绞痛，但需要提醒的是，心绞痛不仅仅表现为胸前区疼痛，也可以仅仅是胸闷，或者是左侧肩背部疼痛，还有少数为颈部、下颌部甚至牙齿或左侧上肢疼痛，非常容易被误认为肠胃炎、肩周炎或牙病。但若能及时就诊，其心电图改变和血清心肌酶谱能做出明确诊断。

所以说，对于冠心病急性心肌梗死，时间就是大片心肌，必须就地、就近、即刻、及时、有效治疗，强调治疗时间"越早越好"，这也就是为什么老三一接到电话恨不得插翅飞到医院的原因。

但问题是，这例病人看上去不像急性心肌梗死。

心电图反映心肌缺血的是ST段和T波。心肌不同程度缺血梗死，表现为这两段曲线的抬高或者压低。但就诊断疾病而言，并非这两段曲线一有风吹草动，就是冠心病。其实，很多心电图"ST-T改变"都没有临床实际价值。只有抬高压低达到一定幅度，或者是曲线呈现特定形状，才提示心肌缺血。

此外，除了心肌缺血能改变心电图ST-T波段，心肌肥厚也能！

对于心电图ST-T波段变化，医生倾向于在心肌缺血时做造影手术，如果是个肥厚，那么就无须手术，否则病人一花冤枉钱，二身体受苦，三还浪费我们国家原本就不富裕的医疗资源。

我看过心电图，又接过老三递过来的血清心肌损伤指标报告，就更有底了。心肌细胞坏死时会释放出一些酶进入血液，这个病人的心肌损伤指标完全达不到诊断心肌梗死的标准。

这时，病人家属过来了，是一位三十多岁的女性："医生，我们在浦东发现心肌梗死，医生让我们马上住监护室，说有危险。我们想想，心脏病你们中山医院最有名，赶紧打车来你们医院了，是不是需要立即装支架？还要等多久才能手术啊？"

我做完检查，跟老三相视一笑。

果然不出预料，不是心肌梗死，而是心尖肥厚型心肌病。

心肌肥厚不是好事。心肌肥厚的原因主要分为两种，一种是被动肥厚，比如高血压长期未能得到控制、严重的主动脉瓣狭窄等；另一种是心肌本身病变，最常见的就是肥厚型心肌病。其中，有一种仅仅表现为左心室心尖部肥厚的，叫作心尖肥厚型心肌病，这种肥厚型心肌病因为病变范围局限，所以对心脏功能影响不大，但其心电图会表现出极具特征性的心电图胸前导联T波对称性深倒置。如果医生没有经验，没有很好地结合病史，很容易被误诊为严重的冠心病、心肌缺血。

我再翻看老三撰写的字迹龙飞凤舞的病历，病人否认既往高血压、高脂血症及糖尿病史。

冠心病不会无中生有，虽然三高里一高都不高的人冠脉堵塞的也有，但大部分都会有三高病史。

所以，这例病人完全没有必要做急诊冠状动脉造影手术。

可是，转念一想，还是不对呀，这份心电图，外院看不出来心尖肥厚型心肌病、让病人来我们医院做造影也就罢了，我们的值班医生怎么也会出错，把老三给叫来呢？

7.4

杀鸡无须用牛刀

正在疑惑时，老三开口跟家属谈话："现在相信了吧？值班医生跟你说不是心肌梗死，你不信；我跟你说不是心肌梗死，你也不信；现在检查结果这么明确，就是个心尖肥厚型心肌病，做造影不能解决任何问题。今天就回去吧！"

听完这番话，我终于心如明镜。原来老三的人品今天跌落深渊了，他跌不要紧，还拖上了我。

值班时呼叫上级医生，有两种情况。一种的确是医学问题，看病拿不下来，请上级医生指点；还有一种，其实不是不会看病，而是病人搞不定。今晚大概是值班医生看了心电图和血清心肌酶谱，觉得不是冠心病要打发病人走，病人家属不相信，非跟医生绕，值班医生吃不消了，没办法只能把老三给弄来。遇到难缠的或者蛮不讲理的病人，有时候多一事不如少一事，让高年资的医生辛苦一趟，也省的闹出医疗纠纷。

但这样一来，我心里对这个病人家属就有点看法了。

对于难缠的病人，医生都不愿多说话，但基本的关照还是得说到位："是的，病人是典型的心尖肥厚型心肌病，肯定不用造影，不过得吃药控制症状。还有，这个疾病与遗传有关，直系血亲都得查。"

肥厚型心肌病老百姓听得不多，其实这种疾病并不少见，根据国外流行病学统计的发病率推算，我国大约有200万肥厚型心肌病患者。所以，如果家里亲属有肥厚型心肌病，那么就应该体检排查。在这里，要注意是直系血亲，没有血缘关系的直系亲属譬如夫妻、婆媳，关系再密切，从遗传学角度来看，都不是亲属。

肥厚型心肌病的病变部位不同，对病人的生命和生活质量影响也不一样。有些人的肥厚位于主动脉瓣下方，心脏收缩射血时，引发梗阻，血液无法流出心脏，轻则黑蒙、头晕，重则猝死。我记得小时候用收音机收听刘兰芳说评书："两军对峙，只见一员大将拍马前来，横抢怒喝，山动地摇……然后……倒地而亡。"现在分析，因为情绪激动或身体用力而突然死亡的人，患梗阻性肥厚型心肌病是一种非常大的可能……

对于严重的梗阻性肥厚型心肌病，可以采用外科手术或者经心导管酒精消融术进行治疗；而非梗阻性者肥厚的心肌虚胖不中用，也会引发心功能降低，同样不能等闲视之。而介于非梗阻性和梗阻性心肌病之间，有一种非常隐蔽的动力性肥厚型心肌病，这些人在安静状态下左心室排血甚为顺畅，但只要情绪激动或体力活动，就会引发左心室梗阻。我就曾经遇到过一位六十岁的阿姨，她平时没什么，就是每次看到公交车来了奔跑的时候，眼前发黑，而且胸口发闷。最后我们给她明确了诊断。像她这种情况，虽然静息状态下的常规检查问题不大，但也是需要手术干预的，要不万一在过马路的时候想起什么事，或者看到什么事一激动，心脏一梗阻，那可就危险了。

诊断肥厚型心肌病、区分其类型，心脏超声是首选方法。

我跟老三一吹一唱，将详细情况告知病人和家属，肥厚型心肌病不是危急重症，他们总算释怀而归。

赶回美罗城餐厅，热菜才上到一半。

老三跟我狼吞虎咽着先把肚子弄成半饱，饭长手下的研究生小罗凑过来，说："程老师，还好你们回来了。"

我看小罗手里捏着一张报告，接过来看，是个56岁女性的冠状动脉CT报告。

每个业务科室都会划分医疗组。外科基本上每十张床位为一个医疗组，由一位正高或副高职称医生负责，下面跟着一两位主治医师或副主任医师、一两位住院医师或研究生。今天饭长的医疗组倾巢出动，小罗是最小的小喽啰。

我对饭长的硕士研究生小罗印象十分深刻。去年教师节的时候，我的研究生给我送了一束淡绿色小雏菊，还写了一张情意绵绵的贺卡，我得瑟的不行，碰到饭长忍不住炫耀了一番。饭长听闻之后，十分愤愤不平，说你的学生怎么这么乖，又是花又是贺卡的，我那个愣小子一早跑到病房给我撂下一句"师傅，节日快乐"就没下文了!

我翻看了一下资料:"这谁啊?"

小罗说:"我老妈。我妈胸口痛,老家医院让做这个检查,还真有问题!"

我不以为然:"没啥事啊,就一点心肌桥。"

"心肌桥是啥?"浓眉大眼的小罗一脸困惑。随着医学科技深入发展,新的疾病名称不断涌现,我们心脏科也就是最近十来年才对心肌桥透彻了解,外科学研究生小罗当然不明就里。很多人认为只要是学医的就能看病,其实,各个专科的知识迥然不同,用隔行如隔山来形容也不过分。就算是亲戚朋友生病,我也只能看心脏,其他专科的都要拜托给同事。

我还没回答,老三"咕咚"咽下去一块排骨:"你妈怎么就去做冠状动脉CT了呢!"

得,还是让冠脉介入专家来回答小罗的问题吧。

首先,并非胸口一痛就是心肌缺血,医生必须详细问诊,彻底了解病人胸口疼痛的具体部位、性质、持续时间、缓解方式、伴随症状以及合并其他疾病情况,综合判断是不是存在心肌缺血的可能。

如果病人确实符合心肌缺血表现,对于冠心病,临床上有多种检查方法。

心电图是筛查心肌缺血的基本检查,便宜、简单、快捷,但是可能误诊,譬如将心肌肥厚误以为心肌缺血。心脏超声能实时直观显示心脏形态、结构和功能。缺血、梗死的心肌节段的收缩活动会减弱或消失,同时伴有心腔扩大和心功能降低。但有可能漏诊。有些冠状动脉严重狭窄的病人,常规心电图和心脏超声可以完全正常。这是因为,心脏的冠状动脉系统有非常强大的储备和代偿能力,静息状态下,只需最大血流量的20%,就能维持心脏正常活动,因而,有些冠脉存在病变的人,其静息状态下的心电图和心脏超声跟正常人一样。

此时,可以选择负荷试验。临床上最常用的无创负荷试验是运动平板心电图。常规心电图是躺在床上做,运动平板心电图呢,就像是在跑步机上做心电图。好比两张凳子,看上去都有模有样,但如果坐上去,框架有问题的会咯吱咯吱响。但运动平板心电图的敏感性和特异性略微差强人意,差不多会漏诊三分之一的病人,还有三分之一的正常人会被误诊为存在心肌缺血。

进行完这些检查，医生会根据具体情况，帮助病人抉择是否进行冠状动脉CT、冠状动脉造影手术或者核素心肌灌注检查。

在进行冠状动脉CT血管造影检查时，需向静脉注入造影剂，高精度的CT能清晰显示冠状动脉的行径、辨别是否存在粥样硬化斑块和管腔狭窄。优点是无创简便，但若冠状动脉存在明显钙化，则检查准确率下降。

冠状动脉造影手术是诊断冠心病的金标准，不但能客观反映冠状动脉病变程度和性质，还能当机立断予以处理，采用旋磨、抽吸、植入支架等方法，保持血流畅通。但缺点是有创伤。不过近年来，冠状动脉造影从经股动脉穿刺进展为经手臂桡动脉穿刺，不但损伤大大减小，而且手术之后病人能够自由活动。既往股动脉穿刺的病人，为了避免腹股沟穿刺部位形成血肿，术后可得沙袋压迫6小时，静卧24小时噢。

此外，心肌缺血包括大血管病变和微血管病变。大血管病变就好比长江黄河出了状况，但能采取措施疏通。小血管病变就好比流经上海的苏州河堵塞了，河道太小，无法手动浚清，只能吃药治疗。大血管病变冠状动脉CT和冠状动脉造影能够明确，微血管病变则需要行核素心肌显像。这种检查的原理是向静脉注入造影剂作为血液的示踪剂，凡是有造影剂显像的部位，就代表有血流灌注，而显像缺失或稀薄的地方，提示心肌缺血或梗死。

经老三追问，小罗老妈既往没有高血压、高脂血症和糖尿病，胸痛也仅仅是偶然发作了两次，每次持续几秒钟就自行缓解了。这一点点不适，直接上冠状动脉CT，有点小题大做了。多花钱还是小事，虽然现在的CT检查放射量都控制在人体耐受的范围内，但也没必要没事去吃射线啊。

老三挥洒自如一番介绍，小罗同学茅塞顿开，转念发现不对："那我妈的心肌桥究竟怎么回事呢？"

7.5
只有想不到的，没有碰不着的

心肌桥，是一种非常常见的先天性冠状动脉发育异常。

每个脏器的血管都是不断分叉，形成毛细血管网的。冠状动脉系统有所不同。冠状动脉的主要血管都是在心肌外膜匍匐前进，像榕树气根一样，不断发出细小分支。那为什么它们不能像肝动脉那样长到脏器当中呢？这是因为心脏每时每刻都在收缩舒张，如果血管长到心肌里面，那么收缩的时候，绷紧的心肌会将自身血流阻断。

但是，有些人的冠状动脉在胚胎发育时一不留神，有一小截长到心肌里面去了，这就叫壁冠状动脉。覆盖在该段冠状动脉之上的心肌，称之为心肌桥。在此得介绍，我们中山医院心内科主任、上海市心血管病研究所所长葛均波院士首次在血管腔内超声图像上发现了心肌桥特异性诊断指标——"半月现象"和"指尖现象"，极大提高了心肌桥的检出率，其概念被收录入国际权威心血管病学专著和我国内科学教材中。

虽然壁冠状动脉受到挤压会引起缺血，但绝大部分心肌桥可以不予处理，或者只要适量服药控制就行。"你见过自己掐自己脖子，能把自己掐死的吗？"老三最后总结。

小罗摸摸脑袋："可算整明白了！我还以为我老妈要搭桥呢！"

"切！"老三跟我同时奚落不已。

冠心病的全称是冠状动脉性心脏病，病变本质是冠状动脉血管发生结构和功能的病变而引起血管腔狭窄或阻塞；结构病变多指冠状动脉粥样硬化，功能病变指的是血管痉挛。所以，一旦发现冠状动脉结构和功能的改变，就可扣上冠心病的帽子。但帽子大小不同，治疗方法大相径庭。

对于管腔狭窄不严重、小于70%～75%的病人，建议服药扩张血管、调节血脂、营养心肌。

血管狭窄大于70%～75%，则建议行冠状动脉造影手术进行机械扩张、植入支架。

对于血管痉挛的病例，多采用药物治疗，如硝酸酯类、钙离子拮抗剂等解痉药物的效果都不错。

但如果病变范围非常广泛，或者血管拐弯的地方严重病变，植入支架无法解决问题或者支架植入困难，则建议去心脏外科行冠状动脉搭桥手术。

搭桥手术这个名称非常形象，就好比说是有一段河道彻底干涸了，就索性放弃，从源头重新引入一条河流，灌溉原本缺水的农田。但既往这种手术需要开胸实施，病人的创伤比较大。当然，现在我们已经发展出机器人辅助冠脉搭桥手术，在左胸壁开几个洞即可，无须打开胸腔。

所以，冠心病患者需要根据血管狭窄的程度、部位等因素，选择最为合适的治疗方法。

老三最后补充："除了正规医学手段之外，健康的生活方式譬如早起早睡、适量体育运动、饮食节制、戒烟、控制体重等，也是非常有效的治疗方法，可以概括总结为：管住嘴，迈开腿，吸烟绝对是犯罪！"

"就是！别想到冠心病就是支架和搭桥，每种方法都各有优劣，没有哪一种是尽善尽美的，我有个同学的老丈人搭桥，搭得一家人都差点活不下去了，对吧，饭长？"我附和道。

饭长听我说起这个病例，放下筷子："那个人前后折腾了多久？"

我心里数了一下："前后十个月吧！"

"啥十个月？"小罗丈二和尚摸不着头脑。

说来话长。

宋凌和他太太姚姗姗一个当基金经理，一个在公司做财务总监，小日子过得风生水起。但宝宝出生之后，麻烦日益凸显。因为两个人都朝九晚起码七，只能从老家把外公外婆搬到上海来带孩子。

宋凌的老丈人丈母娘我都见过，说句心里话，都是和蔼可亲的老人，可宋凌就是无法跟他丈母娘和谐相处。

宋凌潇洒日子过惯了，家里平添一个哇哇乱哭的小宝宝，同时还有一个时刻话语不断的前小学语文老师，天空都变灰暗了。

他们的房子是三室两厅，原本宽敞舒适，但添了宝宝之后，自己住一间，一间给宝宝，岳父岳母一间，宋凌从此没办法在家办公。

老小五口人住在同一屋檐下，难免磕磕碰碰。搞的有段时间我只要碰到宋凌，他就跟祥林嫂一样诉说他丈母娘的各种不是。我讲过他好几次，人家都是媳妇和婆婆吵架，丈母娘不是看女婿越看越欢喜吗？

宋凌忍受到孩子终于上幼儿园了，跟姚姗姗提出，让外公外婆回老家。姚姗姗一听，跳脚不已："我爸妈一把屎一把尿把孩子带这么大，你就让他们走？我跟你说，他们在上海住定了，现在他们帮我们，老了我们养他们！"

一时间全家鸡飞狗跳，宋凌老丈人胸痛发作，送来我们医院一看，好么，三支弥漫病变，只能搭桥。

搭桥手术十分顺利，一周后出院。

老丈人出院之前，宋凌找到我，讲述他的锦囊妙计，说老人生病了，于情于理得照顾，但天天听丈母娘唠叨实在吃不消。他跟姚姗姗反复探讨商议之后，给两位老人在他们小区租了一套一室一厅，这样可分可合，又能帮忙带孩子，关门之后也自由自在。

我觉得这个主意甚妙。可惜的是，宋凌老丈人去那套房子住了十天不到，又回到我们中山医院。

开胸手术要劈开胸部正中的胸骨，冠状动脉搭桥手术也不例外。手术结束之后，再用钢丝将劈开的胸骨扭合、缝合皮肤。至于之后的愈合情况，就看个人的造化了。有些人能恢复到只留下一条若隐若现的白线，有些人则会瘢痕外翻，胸口留下一条红红紫紫的狰狞大蜈蚣，影响美观不说，冬天刺痛、夏天瘙痒。瘢痕体质不是大问题，却异常恼人。

但，宋凌老丈人远远不仅如此。

我清晰的记得那是个周六傍晚，姚姗姗慌里慌张打我电话："蕾蕾，不得了了，我爸胸口裂开了！"

等我赶到医院，宋凌已经叫了救护车护送老丈人到达急诊。我的老天，他老丈人的胸骨切口全部裂开，能看得见心脏裹在心包里，扑通扑通跳动不停！

7.6
开心人

我看着宋凌老丈人，有那么两分钟大脑一片空白。不是开完刀都半个月了吗？不是劈开的胸骨从上到下用六七道钢丝给绞住了吗？这是什么状况？整个开膛了？

宋凌老丈人自己居然没有什么特别难受的样子，看到我还点头微笑。

我哪里顾得上跟他寒暄，赶紧把他弄进监护室。心脏是内脏器官，这么直接跟空气接触，万一感染了，华佗再世都无力回天！

老百姓总以为大医院的医生见多识广，工作只要按部就班进行就好了。殊不知我们每天都有来自全国各地的疑难杂症，书本上见过的有，书本上没见过的也有，一不小心就跟坐过山车似的。那种惊涛骇浪式的体验，绝对值得拥有！

譬如宋凌老丈人这种难治性伤口，说起来简单，就是伤口无法愈合，处理起来千难万难！

一旦发现创面无法愈合，首先想到一个字：查！

查蛋白、查血糖、查过敏，营养不良、低蛋白血症和糖尿病者切口愈合过程会比较缓慢。还有高龄患者也容易发生难治性伤口。

然而，宋凌老丈人才65岁，除了蛋白稍微低那么一点儿，其余指标全部正常。

既然找不到其他原因，那捡到篮子里就是菜，第二个字：补！

补完蛋白，蛋白不低了，宋凌老丈人手术室二进宫，清创缝合，用钢丝绞得紧紧的。一周后，出院了。

这回更加火爆，刚到家，出租车还没来得及掉头呢，噗，又裂了！

这下没办法了，心外科全科大讨论，同时请了整形外科同道参会。最终意见认为，尽管绝大部分搭桥病人均需移取左侧乳内动脉，一般均无大碍，但宋凌老丈人的左侧乳内动脉在手术中被取走用作搭桥血管，胸骨的血液滋养因而减少；同时，植入的钢丝可能诱发了异物感染，这是导致胸骨无法愈合的两个重要原因。病因分析达成一致，但接下去怎么办却伤透脑筋。我们医院床位紧张，安排宋凌老丈人去了外院的联合病房。

所谓联合病房，就是跟我院有协作关系的一级或二级医院的病房，我们医院一床难求，但病人又必须住院，就可以转去联合病房，我院的医生会过去管理并查房，这样一则缓解大医院的住院压力，同时也能帮助提高联合病房医生的业务能力。

在这里要说明一下，我国依据医院功能、设施、技术力量等对医院资质统一进行评定。按照《医院分级管理标准》，医院经过评审，确定为三级，每级再划分为甲、乙、丙三等。一般社区医院是一级医院，上海的区县中心医院是二级医院，大学附属医院、省级医院为三级医院。级别越高，医院规模越大，科室越全，水平也相对越高。譬如我们复旦大学附属中山医院，就是三级甲等医院。

宋凌老丈人这么一个"开心人"，肯定得住院，而且还不止住一周两周，联合病房是最好的选择。

这老头儿不住则已，一住就是十个月。期间，经历了大大小小将近二十次会诊，血液科、整形外科、骨科专家轮番上，饭长去过一次，大胡子去过两次。四次清创缝合，四次重新裂开。一开始宋凌全家焦躁不安，后来都耐受了，老头儿以病房为家，胸口悬挂着纱布，每天在病房里踱来踱去，用他自己的话来说，就是坐牢监。

最后，我院整形外科主任亓发芝教授查阅国内外文献，采用皮瓣和肌瓣同时移植，辅以抗生素的使用和局部氧疗，才总算把这个开心人的胸膛给关上。

吃一堑，长一智。这回足足过了半个月，确定切口愈合良好，宋凌老丈人才隆重凯旋。

医学上有很多不可预测的因素，同样的病人、同样的病情、同样的治疗，却不能得到同样的结果。这就给医生带来极大的挑战。医学的发展，正是建立在这些难治、难愈的病例之上。但无论医生怎样小心，意外事件总是会占一定比例。就像宋凌老丈人，他的病情，毫无疑问最适合搭桥治疗，事实上手术也很成功，谁能料到半路杀出来这么大一个程咬金！

宋凌老丈人第二次开心的头一个月，为了避免感染，姚姗姗也不能随意出入，老伯伯被关在联合病房里，成天长吁短叹，我们都担心是不是时间长了得给他请心理医生会诊。但实际上，随着时间延长，一次又一次失败，那么多医生反复会诊，他反倒坦然接受了，自己在病房看书看电视练书法，给外孙打电话。有一次，姚姗姗恼恨地说，要是不做手术就好了。他反而安慰女儿，白云苍狗，世事难料，世上没有后悔药，走一步看一步。

"所以，为什么医生一直在孜孜不倦地研究治疗微创化，就是因为手术创伤越大，不可预测的因素越多。"讲完这个病例，我好为人师地看着小罗，"还有，现代医学不但对深度有要求，对宽度也有要求。这就是为什么住院医生必须大轮转的原因。骨科医生也需要了解糖尿病、心脏病的基本诊疗原则，这样才能拓宽自己的临床思维。"

宋凌的老丈人将近一年的"开心人"经历最终以喜剧收场。经过这番折腾，姚姗姗算是充分体验了医院生活。

不过，没有最精彩，只有更精彩，她老爸从联合病房出院之后，第一次来我院复查，姗姗又赶上了一场锣鼓喧天的重头戏。

冠心病病人，无论植入支架还是搭桥，均应在术后定期随访。

那天，姚姗姗请假带她老爸来我们医院复查，做完CT后，按照我们事先约定的时间到达心脏超声诊室。推门一看，傻眼了，不但我不在，而且诊室里空空如也，连检查床都不见了！这是怎么回事？他们等候了十分钟，还不见我人影。姗姗拨打我手机，无人接听！

这下父女俩懵了，呆呆站了一会儿，还是姗姗想起来，逮着一个白大衣问："程医生去哪了？"

白大衣没好气地说："她去抢床了！"

7.7
为什么血脂正常了还要吃调脂药？

这个白大衣是小陶，正在恼火呢。

话说那天原本风平浪静，忽然一阵骚动喧哗，原来是隔壁诊室小陶马上就要接诊的一个病人忽然晕倒在地上。

我们赶紧跑出诊室，飞快翻阅这个人的病史，外院诊断为右心室心肌梗死，现在突发晕厥多数是低血压发作。

右心室心肌梗死、低血压，最有效的治疗方法是充分快速补液，尽快做手术疏通血管。我们了解了病情，倒也没有十分惊慌，反正我们在二楼，楼下就是急诊，三五分钟就能把病人送下去。

可是这个病人十分肥胖，两个家属又是拖又是拽的也搬不动。我急中生智，我诊室的检查床是能移动的推床，就让家属把病人扶上推床，让小陶陪着送去急诊，送完病人再把推床拿上来。

一刻钟后，小陶上来了，气急败坏："程老师，我们的床被抢走了！"原来家属一到急诊，发现人山人海，送来的急诊病人没有床位，好几个都躺在地上呢。这两个家属眼珠一转，无论如何都不肯让病人下床。

小陶急了："我们上面检查病人预约了好多呢，你不把床还给我，可不行！"

家属开始耍赖："我们毛病这么重了，哪能躺在地上？要不给我们弄个床位，以床换床！"

小陶秀才遇到兵，有理讲不清，只好去找急诊总值班。急诊总值班正被一群120送来的病人和家属左右夹攻，哪有空理睬小陶："谁让你们借推床的？我跟你说，刚才有个120救护车送来的，病人家属一看急诊没床了，把120车上的床都赖下来了！"

小陶求助无门，只好颠颠奔回二楼："程老师，我们的推床被他们讹了！"

我听她这么一说，也慌了，病人这么多，没有床不行啊。

我让小陶先检查病人，亲自带着进修的黄医生下到急诊。黄医生来自黑龙江，声如洪钟，身材魁梧，我就不相信抢不回我们的推床！

可事实证明，很多情况只能智取，无法豪夺。那两个家属一看到我带着一个膀大腰圆的医生靠近，立即非常警觉地一边一个扶住病人躺在床上，我们总不能把病人扔下去吧？

可是，我们不能没有检查床啊。我正在苦思冥想，看到老三在一堆人中横冲直撞挤过来："那个右心梗呢？赶紧去补液！"

真是天上掉下来个大救星啊！我一把攥住老三的白大衣："三哥，我们的推床被他们抢了！"

老三听了我的申诉，牛眼一瞪，"你们还有没有王法了？赶紧把床还给程医生，否则你们哪来的回到哪儿凉快去！"

病人补液不能耽搁，家属只能不情不愿地把床还给了我们。

于是，姗姗跟她爸爸在望穿秋水之后，看到两个医生狼狈不堪地带着一张检查床终于出现。

姗姗爸爸做完检查不肯走，戴上老花镜，逐字逐句对比这次跟上一次的报告。问了一个问题，又问一个问题。因为刚才的抢床风波，病人积压了不少，我看他毫无罢休的意思，心里着急，但碍于情面，又不好明说。

还是姗姗看出苗头，拉着她爸说："爸，你看程医生门口还有那么多人在等候，我们回去吧，等有空的时候再跟程医生请教！"

姗姗爸爸这才醒悟过来："噢，好的好的，不过我还有最后一个问题。程医生，我以前血脂高，现在吃了降脂药，复查血脂已经不高了，为什么还要继续吃降脂药呢？我看降脂药的说明书上明确写了对肝功能有影响，我有小三阳的，这个药不吃了行不行？"

"不是降脂药，是调脂药——您现在正常的血脂水平是药物的功劳，一旦停药，血脂水平还会升高，所以，不吃不行。"关于调脂药吃还是不吃，确实很多病人非常困惑，我觉得必须得跟姗姗爸爸说清楚。

冠心病的主要病因就是血管内粥样斑块形成。这种病变往往波及所有冠状动脉血管，只不过有些节段严重、有些节段轻微。冠状动脉搭桥手术，虽然将病变血管架空，但桥血管也会发生病变。介入治疗，也就是植入支架，只不过是将狭窄最为严重的地方撑开，没有植入支架的部位依旧存在狭窄。而且，病变的血管还会发生痉挛，导致血流中断、心肌细胞缺血缺氧。

事实上，无论是植入冠状动脉支架，还是搭桥，都有一定比例的再狭窄率。这就要求术后必须定期复查，知己知彼；另外，就是服药控制病变进展。

冠心病无论是否手术，治疗原则都是一致的。

首先，控制高血压、高脂血症和糖尿病。

值得注意的是，有斑块的病人服用调脂药，与其血脂水平并非完全对应。我们常跟病人解释，为什么血管里会长斑块呢？因为你血脂高呀，就好比浑浊的水容易沉淀出渣滓，根据统计，高脂血症患者中有三分之一合并冠心病。其实，这种比方是很不恰当的，因为动脉粥样硬化斑块的形成牵涉到免疫、应激、机械损伤等种种因素。有一部分冠心病患者，其血脂水平完全正常。

人体血液中所含的脂肪，统称血脂。血脂分为两大类，分别是胆固醇和甘油三酯。前者又区分为高密度脂蛋白胆固醇和低密度脂蛋白胆固醇。名词虽然很多，但大家只要记住两点就行了，第一，无论是胆固醇还是甘油三酯，高了都不好；第二，胆固醇里面，众所周知，低密度脂蛋白胆固醇是坏胆固醇，而高密度脂蛋白胆固醇既往一直被认为是好胆固醇，但最新的研究发现，高密度脂蛋白胆固醇的升高也会增加心血管病变的发生率。所以，目前的观点是，不但总胆固醇水平需要达标，低、高密度脂蛋白胆固醇也不能增高。

调脂药的作用，不仅仅是单纯降低血脂浓度，还能对已经形成的粥样斑块起到稳定作用，避免斑块破裂。目前的研究显示，他汀类调脂药是预防和治疗动脉粥样硬化的最有效药物。

虽然调脂药会对肝功能产生一定影响，但不用过于担忧。服用调脂药每隔三个月到半年查肝功能，只要肝功能指标基本正常，不管小三阳还是大三阳，都可以服用调脂药。

7.8
冰冻三尺，非一日之寒

吃完晚饭，我跟老刘讲了今天的抢床风波。

老刘觉得很逗乐，然后也讲了一个。说他们科有个住院医生今天看了一个尿路结石病人，是个年轻姑娘。年轻姑娘到泌尿科看病，遇到年轻小伙子，很羞涩，很腼腆，很尴尬。小伙子问病史的时候，姑娘一直低垂着脑袋。

小伙子医生问："你痛起来厉害吗？"

姑娘听了之后，猛地抬头："恋爱？我没有……恋爱。"

小伙子医生抓抓头皮："我是问你结棍不结棍（结棍是上海方言，厉害、剧烈的意思）？"

姑娘重新低下头去："……人家都没恋爱，怎么可能结婚……"

老刘说完，连Happy都忍不住笑弯了腰。

笑声未落，姚姗姗来电话，说刚下班，从我家门口路过，要上来坐坐。

姚姗姗到我家时，都快八点了。她上午请假陪她爸看病，下午去公司，事情堆积如山，刚刚处理完。"蕾蕾，你上午太忙了，不过我爸还是有疑问，我顺便路过，问问你。"

我看她拿出她爸好几次的心脏超声报告："啥问题？"

"喏，就是这个指标，我爸说比上次下降了4%，我跟他说，如果有问题你肯定会指出的，程医生没讲就别瞎担心。但是他不行啊，在回去的路上一直嘀嘀咕咕。我想想算了，还是跟你问清楚，省的他烦。"姚姗姗说着，拿手指点了点报告。

我看了一眼："没问题的，这个值测量的时候每个人都会有点小波动。"

姗姗爸爸久病成医，他一下子抓住了要害，咨询的是左心室射血分数这个测值。

心脏有四个心腔：左心房、左心室、右心房、右心室。这四员大将缺一不可，但因为左心室承担向主动脉射血的重任，所以，在评估心功能时，左心室的收缩功能万众瞩目、一枝独秀。

所谓左心室的射血功能，指的就是左心室每收缩一次，能将其最大容量的多少百分比血液射入主动脉。射血分数的英文缩写是EF。虽然EF在大量心脏瓣膜反流、心律不规整时存在误差，但截至目前，在世界范围内，这是反映左心功能的最常用指标。

EF在心脏病领域的江湖地位，跟我们的高考差不多。虽然诟病高考的人不在少数，认为一考定终生、单纯以分数衡量学生能力不够客观，但大家想想，除了高考，还有什么考核方式更公平、更有效？EF也是如此。纵观世界，无论男女老少，黑白黄红，胖瘦高矮，若行心脏超声检查，均以EF大于55%作为正常左心收缩功能的界限。

不过，因为心脏是个无时无刻不在跳动的器官，而且在不同的检查时间点，病人的血压、心率等也无法完全一致，因此，EF会略微浮动。我们一般认为，EF的误差被允许在5%以内。所以，姗姗爸爸这次左心室EF为61%，上次是65%，在我们眼里，没什么差异。

姚姗姗总算松了一口气："蕾蕾，我也是没办法，晚上还跑到家里打扰你。我跟别人都不好意思讲，我爸现在实在是太烦了。"

"没关系，客气啥？"我说。老年病人很容易走两个极端。一种是毫不在意听之任之，跟他说老先生你心电图提示严重心肌缺血，得住院做冠状动脉造影确诊。他说，我能吃能睡，好好的人没事找事做手术？不行不行不行！

还有一种呢，如履薄冰杞人忧天。虽然疾病已经得到了很好的控制，但天天担心不已，不是四处求医问药，就是看中医吃偏方买补品，每天耗费时间精力无数，生活只剩下看病一件事。

"对对对！"姚姗姗心有戚戚焉，"你讲的一点都没错，我爸就是从一个极端走到另一个极端！"

说起来，要不是那次宋凌跟丈母娘不开心，家里闹纠纷，姗姗爸爸还不会来看病呢。冠心病病人病情可以长期稳定，但在应激状态下会突发心肌缺血。

"别看我爸看到你客客气气的，"姗姗说，"在家别提多疙瘩。没退休前单位体检说血压高、血脂高，他哪当一回事。该吃就吃，该喝就喝，一点都不忌口。让他吃茶叶蛋别一连两个蛋黄下去，实在馋的话，弄半个蛋黄尝尝就行了，他回道：'吃蛋不吃蛋黄，那吃啥？'"

对于老人诸如此类的小细节，姗姗虽然也有意见，但这毕竟是自己的老子。可如果宋凌表现出不爽，她心里立马不舒服。既往的争吵，也无外乎这些鸡毛蒜皮。

虽然宋凌跟岳父岳母有过不开心，但细算起来没有一次有实质意义。这回，姗姗爸爸做了手术，经受了不少痛苦；孩子从小到大，都是外公外婆捧在手里呵护，这些，宋凌都看在眼里。再说，现在也不在一块儿住，宋凌跟岳父岳母的关系逐渐变得融洽，反倒是姗姗吃不消了。

"他现在一反常态，每天除了看病就是看病。以前还帮我妈买买菜打打下手，现在不但啥都不干，还要求特别多。我有时候觉得，他生了这么大一场病，现在大概是弄怕了，生怕没人重视他，所以时不时作一下，刷刷存在感。"姗姗无可奈何地说，"早知道这样，如果那段时间不跟宋凌吵架，就没这些麻烦了。"

"可不是这样。你父亲的冠心病是客观存在的，或早或晚症状一定会出现。"我说，"冠心病的临床表现多种多样，可分为隐匿型冠心病、心绞痛型冠心病、心肌梗死型冠心病、心力衰竭型和心律失常型冠心病、猝死型冠心病五种类型。其中，隐匿型的病人可以毫无症状，非常容易被忽视。如果不能及时诊治，病情会不断迁延、恶化。所以，对于冠状动脉粥样硬化，还是得及早发现，否则等到急性心肌梗死或者缺血性心力衰竭，可就是大麻烦了！"

"他一直身体挺好的，我就搞不懂他到底啥时候得了这个病。"姗姗懊恼地说。

"这个时间就很长啦！"我安慰她道，"虽然冠心病是中老年人的常见病，但是冠状动脉粥样硬化的病变过程非常漫长，有研究显示，在婴幼儿的冠状动脉内壁上就发现了早期粥样硬化的脂质条纹。所以，你爸的冠心病绝非一日之寒。你爸年轻时抽烟的吧？他有高血压和高脂血症，没有正规治疗吧？这些致病因素一直在损害他的血管壁。目前达成共识的观点认为，预防冠心病要从儿童开始，合理膳食，避免肥胖；经常锻炼，增强体质；预防高血压；防止吸烟。"

"啊，这么早啊？"姗姗吃了一惊，"那我得回去好好管管我家宝宝，别跟外公一样生病。"

姗姗说着，忽然想起来一件事："看看我，现在记忆力不行了，我爸还让我问你，这个心肌营养药是不是特别好？他一个老同事特别推荐的。"

说着，姗姗从包里取出一个药瓶。

7.9
关爱父母，从体检开始

我接过药瓶，扑哧一笑："辅酶Q10呀！"

姗姗问道："这个据说能抗氧化、预防动脉硬化？"

"辅酶Q10是一种脂溶性抗氧化剂，具有提高人体免疫力、增强抗氧化、延缓衰老和增强人体活力等功能，医学上广泛用于心血管系统疾病。"我把药瓶还给姗姗，"不过，对于心脏病，它一直是一种辅助用药。它也广泛用于食品、化妆品、膳食补充剂等。所以，你爸吃点没坏处，但别指望这个能药到病除立竿见影。"

说完，我又补充道："还是美国的辅酶Q10呢，你爸从哪弄来的？"

"我让同事去美国出差的时候专门代购的。"姗姗说，"自己老子，再烦，也想给他尽尽孝心。我买了好多呢，让我妈也跟着吃一点。"

听了姗姗的话，我想起一件事："你父母的医保都还在老家吧？他们每年体检吗？"

姗姗说："没有。自从他们退休，单位就不给体检了。"

我笑笑说："那你得安排他们每年至少体检一次。"

"每年都要体检吗？"姗姗有些疑惑。

"对，至少一年一次，有条件的话半年一次。"我说。

我说这句话绝不是空穴来风。孝敬老人是中华民族的传统美德，但子女们赡养老人也得会找门道。我曾经见过一位同乡大姐，有钱又有势，带着老父亲来上海求医的时候，让老人住特需病房，每次医生跟她谈话，她都说给我爸爸用最好的药，经济问题一律不用考虑——可是，又有什么用？她父亲吃着她买的人参鹿茸，穿着她从国外带回的羽绒服，等感觉到肝区胀痛去医院检查的时候，肝癌已经超过10厘米，并且全身转移——她只要用买半根人参的钱，安排老父亲每年做一次体检，病情也不至于延误到如此不可收拾的地步。

"可是，我听说体检就只是常规的检查项目，像我爸这种冠心病不是要做冠状动脉造影才能确诊的吗？这个体检也不包括吧？"姗姗不甚理解。

"体检确实是常规项目，未必能确诊你父亲的冠心病，但是，会发现疾病的蛛丝马迹。"我跟她解释道。

一般医院都设有体检中心，提供不同的体检套餐。从千把块的到上万块的，品种繁多，任君选择。当然，体检套餐的价格不同，包含的体检项目也各不相同。

对于父母常规体检，如果老人既往体健，选择一两千的体检套餐也未尝不可。

虽然这种套餐只包括最基本的体检项目，但足以发现明显的脏器病变。譬如，血液肿瘤指标能够提示是否发生癌症，胸部X线片有助于发现肺部病变，而超声检查对于肝胆胰脾肾的占位也能及早提示。

对于心脏病，虽然这种常规体检套餐的项目有限，但若心电图异常，医生一定会建议体检者进一步排查。

同时，再便宜的套餐也会包括血糖、血脂项目，同时一定会测量血压。虽然常规体检套餐并不包括冠状动脉造影或者冠状动脉CT，但多数会进行颈动脉超声检查。这项检查对于发现冠心病的狐狸尾巴帮助甚大。

人体的动脉系统，就好比一棵树，所有的动脉都从主动脉这个树干上衍生枝丫。正常的血管管壁光滑、血流通畅。冠状动脉粥样硬化时，管壁上会滋生软斑块或硬斑块，造成管腔狭窄或闭塞。这种病变是基于遗传因素、高血压、高血脂、糖尿病、吸烟、肥胖等全身性致病因素的，因而一荣俱荣，一损俱损。当发生动脉粥样硬化时，直接看埋藏在胸腔的冠状动脉难，但用超声检测颈动脉，还是挺方便快捷的。

颈动脉是人体最接近体表的大动脉，用手指摁住自己颈部两侧，能够清晰感受到颈动脉的搏动。颈动脉超声能反映出血管的粗细、管壁是否增厚、是否合并斑块形成。

因为人体动脉隶属同一张水利网，所以不妨通过颈动脉一叶知秋。如果体检时颈动脉超声发现有管壁增厚、斑块形成，那么就必须得根据具体情况选择进一步检查，并进行有效治疗。

因此，体检虽然不能直接诊断冠心病，但是在一定程度上对发现冠心病还是大有裨益。

"所以，虽然你爸从来没有明显胸闷胸痛，但如果他每年都体检，应该会发现问题，而不是等到急性心肌梗死发生才送到医院抢救。"我对姗姗说。

姗姗听了，后悔不已："原来如此！早知道就不给他们乱买乱七八糟的补品了，隔半年体检一次，也没补品贵！"

"这就对了！"我又补充提醒了一句，"不过，体检还是建议到正规医院，现在有很多草台班子体检中心，门面富丽堂皇，服务体贴温馨，但看病不是住宾馆，你在安排老人体检的时候，医疗质量得排第一位！"

"我才不操那个心呢！我让他们都到你们中山医院来体检！"姗姗朝我"阴险"一笑，"只要有问题，都找你兜着！"

7.10
怪不得王八活得长

姗姗是个行动派，说干就干，隔了半个月，就拖着她老妈来我院做了体检，一切正常，姗姗也就放心了。

姗姗老爸的病情一直都还比较平稳，定期来我院随访配药，无风也无浪。一开始因为他唬人的"开心人"经历，姗姗实在不放心，所以每次都请假陪他来医院。时间长了，心也定了，就让两位老人互相搀扶来看病。

不过，姗姗老爸的求医愿望并没有随着病情稳定而有所松懈，那种孜孜不倦、坚持不懈的毅力经常让姗姗跟我抱怨不止。

我就推荐她安排她老爸去学画画、学书法、学电脑、学英语，再不济，就跟着姗姗妈妈去跳广场舞。总而言之，人的注意力，尤其是老年病人的注意力，最好不要长期聚焦在一个点上，否则很容易偏执。

但是老爷子油盐不进，谁说也不听，姗姗真是头大如斗，虽然不情不愿，还是得给他去买什么据说包治百病的铁皮枫斗之类的补品。

有一回，姗姗实在吃不消自家老爷子的折腾了，给我打了个电话："蕾蕾，我打算把我爸支走一个礼拜，他们这么大岁数还没出过国呢，让他们去旅游，你说我爸的心脏能行吗？"

我说："没问题啊，你爸虽然有冠心病，但搭桥手术很成功，最近的检查结果也都不错，左心室EF有66%，有啥不可以的？"

"那会不会突然恶化？要不要带急救药？"姗姗还是不太放心。

"要带药的，每天的常规用药不能停，另外，我给他开过硝酸甘油片，这种药片在心绞痛发作时含服在舌下，数分钟就能扩张血管，缓解心肌缺血；不过，冠心病病人要尽量避免过度劳累，你安排他们去近点的地方去旅游好了。"我说。

姗姗遵照我的建议，给她爸妈报名了柬埔寨夕阳红旅游团。

没想到的是，这次旅游解决了让姗姗头痛很久的问题。

两位老人旅游回来，精神面貌大为改观。姗姗那顽固不冥的老爸居然主动提出要去学英语，再也不天天在家神神道道地琢磨各种灵丹妙药了！

因为他去了柬埔寨，在被巴戎庙微笑的佛像面庞、号称东方四大建筑奇观的吴哥窟、神圣的蟠蛇水池、有"东方蒙娜丽莎"之美誉的女王宫等所体现的古代高棉文化所震撼的同时，也深切感受到人生万千，世事无常，没有什么是不能放弃的，也没有什么是人力肯定能控制的。

更为重要的是，老人在开阔眼界的同时，发现不与时俱进实在不行！他们在柬埔寨参加自费活动时遭遇了好几次尴尬事件，首当其冲的是不认识英文，想方便的时候找到了厕所，却不确定男女，因为那里的卫生间的男女标识都是菩萨像，但菩萨要区分男女颇有难度；好不容易想享受一下湄公河大餐，拿着菜谱却是睁眼瞎，只能跟黝黑的服务员打手语……

姗姗跟我汇报，津津有味地介绍说，她爸妈因为不确定食材成分，为了保险起见，因为姗姗妈妈会汉语拼音，认识那个炒饭英文中夹杂的"yangzhou"，所以，两个老人出国每人吃了一份扬州炒饭！把我听得捧腹大笑、欲罢不能。

果然，姗姗爸爸从柬埔寨归来，第一次找我配药的时候，问题明显减少，因为他说要赶紧看完病回去，到他们家附近的菜场楼上街道办事处举办的老年大学去上英语课，26个字母的课程已经进展一半，绝对不能缺课！

这位老先生时不我待，只问了一个问题："程医生，你给我吃的药，我看了说明书，每种药都对我的心脏有好处，就是这个倍他乐克，说明书说能减慢心率，可是我心跳原本就不快啊，不吃也就80次，难道不正常吗？"

"正常人安静状态下的心跳60～100次都是可以的，但是，您有冠心病，还是要尽量让心脏跳得慢一些才好。"我跟他解释道。

因为冠心病无论采用药物治疗还是手术干预，都无法从根本上扭转病变，所以，冠心病的控制需要终生坚持进行。除了采用硝酸酯类扩张血管、调脂药控制血脂成分、抗血小板药物降低血液的黏滞性，同时还要结合病人自身情况，有效治疗高血压、糖尿病。

此外，控制心率对冠心病的治疗也不容忽视。

倍他乐克等药物，能使冠心病患者的心率减慢，减少心脏的负担，缓解心绞痛。虽然这其中的详细机制，医生还没有完全研究透彻，但这是一个治疗原则。貌似国外同行有这样的看法，那就是，上帝对每个人的一生都有安排，一个人的心脏总共跳动多少次，是有定数的，跳得越快，时限就相应缩短。这种说法，跟我们的老话不谋而合，我外婆在世的时候，经常挂在嘴边的一个词，就是"惜福"，凡事都要有度，方可细水长流。

"所以，您平时八十几次的心跳虽然在正常范围，但是我建议您继续服药，将安静状态下的心率控制在每分钟70次以下。"我一边开药一边跟姗姗爸爸旁征博引。

"行行！听你的！"姗姗爸爸满口答应，"原来心跳有定数，慢些能延年益寿——怪不得王八活得长！"